Matthias Ennenbach

EINFÜHRUNG IN DIE BUDDHISTISCHE PSYCHOTHERAPIE

Matthias Ennenbach

EINFÜHRUNG IN DIE BUDDHISTISCHE PSYCHOTHERAPIE

Eine Integration
buddhistischer und
psychotherapeutischer
Methoden

WINDPFERD

2. Auflage 2017

Umschlaggestaltung: Kuhn Grafik Communication Design, Amden (CH)
Bildquellen Cover: shutterstock/Gerhard Poschung
Layout und Grafik: Marx Grafik und ArtWork
Textbearbeitung: Sylvia Luetjohann
Gesetzt aus der Warnock
Druck und Bindung: C.H. Beck, Nördlingen

FSC www.fsc.org
MIX
Papier aus verantwortungsvollen Quellen
FSC® C019821

Printed in Germany
ISBN 978-3-86410-021-5
www.windpferd.de

Inhaltsverzeichnis

Übersicht über die Übungen

ॐ

Einleitung

Unter Buddhismus kann sich wohl fast jeder etwas vorstellen und der Begriff Psychotherapie ist bestimmt auch nicht ganz unbekannt. Wie sicher unser Verständnis aber tatsächlich ist, erkennen wir erst, wenn wir mehr in die Tiefe gehen. Diese Einführung in die Buddhistische Psychotherapie möchte den Buddhismus und die Psychotherapie etwas eingehender veranschaulichen und insbesondere eine Kombination beider Bereiche vorstellen, die sich mittlerweile schon recht gut etabliert hat.

Inzwischen wird bereits von einem kulturellen Bewusstseinswandel gesprochen, denn zwischen westlicher Psychologie und buddhistischer Geistesschulung ist ein fruchtbarer Dialog entstanden. Das hat dazu geführt, dass viele Möglichkeiten und Methoden zur Integration meditativer Ansätze Eingang in die psychotherapeutische Praxis gefunden haben. Im Fokus steht dabei vor allem das Thema „Achtsamkeit“. Große Aufmerksamkeit gilt auch der Schnittstelle zwischen Körper und Geist, womit der Psychosomatik eine größere Rolle zugewiesen wird.

Ein auffälliger Paradigmenwechsel zeichnet sich auch ab in einem veränderten Umgang mit dem Leiden. Das erklärt sich unter anderem daher, dass neben Achtsamkeit auch das Thema „Mitgefühl“ eine größere Rolle in der westlichen Psychotherapie zugewiesen bekommt und darauf basierend auch eine positive

Selbst-Akzeptanz als wichtige Voraussetzung, um wahres Mitgefühl und echte Fürsorge für andere entwickeln zu können. Auch die Beziehung zwischen den Therapeuten und Patienten wird unter dem Aspekt beleuchtet.

Diese Einführung in die Buddhistische Psychotherapie BPT bietet einen Überblick über die allgemeinen Ziele und Vorgehensweisen dieser Behandlungsmethode, beschreibt einige der aus den buddhistischen Lehren adaptierten Grundlagen, unternimmt auch einen Ausflug zu den damit korrespondierenden Erkenntnissen der Neurowissenschaften und bietet nicht zuletzt viele praktische Hinweise und Übungsvorschläge für Therapeuten, Hilfesuchende und allgemein an dieser Thematik interessierte Leser.

Auf einer beiliegenden CD finden Sie zudem zehn grundlegende Übungen, die zur Selbsterfahrung einladen.

Als eine der einfachsten und grundlegendsten Übungen können Sie sich in den nächsten Tagen mit der Übung 1 „Aufrecht sein“ im aufrechten Sitzen und aufrechten Gehen üben.

Was ist Buddhistische Psychotherapie (BPT)?

Die Ziele der BPT

Wie der Begriff „Buddhistische Psychotherapie" schon zum Ausdruck bringt, finden wir hier eine Verknüpfung der buddhistischen Lehren und Übungspraktiken mit den westlichen Behandlungsmethoden der Psychotherapie. Dieser heilsame und ganzheitliche Therapieansatz zielt nicht einfach nur darauf ab, Symptome zu lindern oder möglichst ganz zu beseitigen. Folglich ist Gesundheit weit mehr als bloß das Fehlen von Krankheit und auch Heilung weit mehr als bloß eine Angleichung an die „Normalität". Die Buddhistische Psychotherapie geht dagegen davon aus, dass wir alle immer wieder leiden, und auch davon, dass wir einen ungezügelten Verstand, einen eingetrübten Geist haben und deshalb in gewisser Weise alle mehr oder weniger „geisteskrank" sind.

In vielen Überlieferungen wird Buddha symbolisch als Arzt dargestellt und seine Lehre, der *Dharma,* als Medizin. Buddha ist ein sehr guter Wegbereiter gewesen, der genau nachvollziehbare theoretische und praktische Anweisungen hinterlassen hat, die immer noch gültig sind und befolgt werden können. Der Buddhismus ist von den historischen Wurzeln vor mehr als 2500 Jahren bis heute weniger als eine Religion zu sehen denn als eine praktische Lebensphilosophie und vor allem als eine Wissenschaft des Geistes. In jeder Kultur, in der sich der

Buddhismus etablieren konnte, haben sich andere Erscheinungsformen und eigene Schwerpunkte entwickelt, wie wir von den unterschiedlichen buddhistischen Schulen in Japan, China, Tibet oder Thailand wissen. Die buddhistischen Lehren und Übungspraktiken sind gewissermaßen international, also universell menschlich. Man könnte in diesem Zusammenhang fast von einer Art positiver Globalisierung durch das Näherrücken von Kulturen sprechen, wodurch große Potentiale erschlossen werden. Unser westliches Gesundheitswesen und auch die westliche Psychotherapie können von einer tiefgründigen Innovation durch Elemente aus anderen Kulturen nur profitieren.

Der sich daraus ergebende Weg kann dazu beitragen, uns immer bewusster und achtsamer zu machen, so dass wir eine größere Unabhängigkeit von äußeren Einflüssen, von Problemen, die Befreiung von unseren eigenen unheilsamen Geisteszuständen erlangen können.

Der Ansatz der Buddhistischen Psychotherapie, ihr vielleicht wichtigstes Handlungsprinzip lautet: Wir befreien uns nicht von unseren Problemen, sondern *inmitten* unserer Probleme.

Die Praxis der BPT

Bei der konkreten Umsetzung der Buddhistischen Psychotherapie wird den Hilfesuchenden nicht nur, wie bei vielen anderen Therapiemethoden, einmal wöchentlich eine 50-minütige Einzelsitzung angeboten, sondern außerdem ein umfassenderes spirituelles alltagstaugliches Konzept. Anfangs wird das individuelle Fundament gestärkt. Dafür erhält jeder persönliche Übungen und Instruktionen. Der Besuch der offenen Seminare, unter anderem mit den Meditationsanleitungen, gehört ebenso dazu wie die individuellen Studien- und Übungsaufgaben für die regelmäßige Praxis zu Hause. Diese beinhalten auch Anregungen für den gesamten Lebensstil unter Einbeziehung der Ernährung.

Auf diese Weise werden ebenso geistige wie körperliche Aspekte gewürdigt, behandelt und trainiert. Theorie und Praxis, Studium und Körpererfahrung werden im Therapieverlauf als eine untrennbare Einheit verstanden, wozu auch Methoden aus dem Yoga genutzt werden. Die Buddhistische Psychotherapie ist durch und durch erfahrungsbezogen.

Feste Übungszeiten am Anfang können dabei helfen, eine neue heilsame Gewohnheit zu etablieren und innerhalb eines überschaubaren Zeitrahmens nicht nur die Kluft zwischen Theorie und Praxis, sondern auch die zwischen Übung und Alltag zu schließen. Zwischen Meditation und zwischenmenschlichem Verhalten, zwischen unserer Körperhaltung und unserer Geisteshaltung, zwischen Textstudium und Hausputz existieren fließende Übergänge.

Zu Beginn ihrer Behandlung erhalten auch die Hilfesuchenden eine umfassende Einführung in diese Thematik, damit sie selbst ein möglichst gutes Verständnis für ihre Therapie mitbringen. In der Regel wird sich ein Hilfesuchender bei anderen Therapierichtungen nicht unbedingt eingehend mit den Theorien etwa der Verhaltenstherapie oder der Psychoanalyse beschäftigen, während bei der Buddhistischen Psychotherapie sehr viel Aufmerksamkeit auf die Lehre, auf das Erkennen, das Verstehen und das Verinnerlichen der Lehre gelegt wird. Die Vorgehensweise ist achtsam und bedächtig.

Im Rahmen der Therapie springen wir nicht direkt in eine Problematik hinein, sondern gehen etwas strategischer vor, bemühen uns um Verständnis, dann schließen sich die konkreten Maßnahmen und nicht zuletzt auch die praktischen Übungen an. Die Problembearbeitung erfolgt erst, wenn die notwendigen Ressourcen gesichert sind.

Die buddhistischen Lehren sind sehr umfangreich. Daher nutzen wir immer nur eine Auswahl. Buddha selbst soll in diesem Zusammenhang von der Edlen Spur gesprochen haben. So wie alle anderen Spuren in der Spur des Elefanten Platz haben, so haben auch alle anderen buddhistischen Lehren Platz in den Vier Edlen Wahrheiten. Deshalb sind die Vier Edlen Wahrheiten über das Leiden, über seine Ursachen und auch darüber, wie wir davon frei werden und es beenden können, eine der wichtigsten Grundlagen für die Arbeit der Buddhistischen Psychotherapie.

Die Vier Edlen Wahrheiten

Buddhas berühmte erste Lehrrede vom *Ingangsetzen des Rades der Lehre* beinhaltet drei wesentliche Aussagen:

1. Bleibe auf dem Mittleren Weg.
2. Nutze die Erkenntnisse, um im Hier und Jetzt dir selbst und anderen zu helfen.
3. Erfasse die Vier Edlen Wahrheiten.

Auf die ersten beiden Punkte werden wir später noch zurückkommen, zunächst wollen wir uns den Vier Edlen Wahrheiten zuwenden. Sie beschäftigen sich mit dem Erkennen des Leidens, seinen Ursachen, dem Ende des Leidens und dem Pfad zu seiner Beendigung. Dabei wird auch zwischen unvermeidbarem und vermeidbarem Leiden unterschieden. Es dürfte wohl kaum eine Neuigkeit sein, dass unser aller Leben mit unvermeidbarem Leiden verbunden ist, doch die Bedeutung der buddhistischen Lehre besteht darin, dass sie uns sowohl einen klareren Blick auf die Ursachen des Leidens ermöglicht als auch konkrete Handlungsanweisungen anbietet, wie wir das Leiden beenden und Befreiung finden können.

- Die Erste Edle Wahrheit vom Leiden dreht sich um die Frage: Welche Rolle spielt das Leiden im Leben?

- Die Zweite Edle Wahrheit über die Ursachen des Leidens ergründet die Frage: Wie entsteht das Leiden?
- Die Dritte Edle Wahrheit über die Befreiung vom Leiden geht der Frage nach: Was können wir selbst gegen das Leiden tun?
- Die Vierte Edle Wahrheit vom Rechten Weg für die Praxis beantwortet die Frage: Wie setzen wir dies um?

Die Vier Edlen Wahrheiten vermitteln uns, dass wir unvermeidbarem Leiden in unserem Leben nicht ausweichen können, doch dass wir uns nicht darin verstricken sollten, indem wir selbst vermeidbares Leiden produzieren. Sie können uns dabei weiterhelfen, sowohl vermeidbares Leiden immer mehr aufzugeben als auch nach und nach unvermeidbares Leiden zu lindern und loszulassen.

Der gemeinsame Nenner ist das Leiden

Erfahrungsgemäß lässt sich sagen, dass die beiden Begriffe *Buddhismus* und *Psychotherapie* irgendwie intuitiv verständlich zu sein scheinen, und mit der Ähnlichkeit oder der Verknüpfung zwischen beiden verhält sich das offenbar auch so.

Was vielleicht ein wenig erstaunen mag, ist die Tatsache, dass viele Menschen über dieses intuitive Verständnis zu verfügen scheinen, obwohl sie weder buddhistische noch psychotherapeutische Vorerfahrungen besitzen. Die Unterschiede sollen aber auch nicht unerwähnt bleiben.

Was haben Buddhismus und Psychotherapie gemeinsam?

Die Gemeinsamkeiten beider Disziplinen sind sicherlich sehr vielfältig, doch ein Aspekt ist dabei sehr offensichtlich: unser menschliches Leiden. Der Buddhismus ist eine uralte religiöse Philosophie, in deren Zentrum die Lehre vom Leiden steht, wie wir im Abschnitt über die Vier Edlen Wahrheiten bereits erfahren haben, und Psychotherapie ist die Behandlungsform bei psychischen Leiden. Es handelt sich bei beiden also um zwei sehr große Bereiche, die sich mit unserem Leiden befassen.

Das könnte die Vermutung nahelegen, dass wir es hier mit etwas Schwerem und Belastendem zu tun haben. Dieser Eindruck bestätigt sich umso mehr, wenn man psychotherapeutische oder psychiatrische Lehrbücher aufschlägt. Darin geht es eigentlich fast nur um massive Probleme, um Defizite, um Störungen, um das, was Buddhisten vielleicht als „unheilsame Geisteszustände" bezeichnen würden – also um Emotionen, durch die wir leiden. Der Fokus richtet sich demnach fast ausschließlich auf die Pathologie.

In diesen Lehrbüchern findet sich in der Regel allerdings auch immer ein Abschnitt zur Epidemiologie, also zur Statistik des Leidens. Darin ist dann nachzulesen, dass zum Beispiel 3 bis 5 Prozent der Menschen in Deutschland oder auch in Europa von der Gefahr betroffen sind, unter Ängsten, Depressionen, Süchten zu leiden oder daran zu erkranken. Die westliche Krankheitslehre geht in der Regel nämlich davon aus, dass es einen gewissen Prozentsatz an kranken Menschen gibt und einen gewissen Prozentsatz, der natürlich wesentlich größer sein sollte, an gesunden Menschen. Hier wird demnach eine klare Einteilung in mehr oder weniger feste Kategorien vorgenommen.

Ein Mediziner oder Therapeut lernt schnell, in dieser Weise zu klassifizieren. Das heißt in der Praxis, man führt ein Interview mit einem Menschen, ein Anamnese-Gespräch, erstellt eine innere Checkliste und teilt die Ergebnisse dann in Kategorien ein: psychotisch, also schwerstkrank, persönlichkeitsgestört, also sehr krank, neurotisch, also noch recht leidend, und psychisch weitgehend unauffällig. Auf dieser Vorgehensweise beruht das sogenannte Krankheitsverständnis des Therapeuten.

Im Buddhismus ist das teilweise ähnlich. Auch da ist unser Augenmerk sehr häufig darauf gerichtet, wie Leiden entsteht, in welcher Form wir selbst an der Entstehung unseres Leidens mitwirken und wie wir es aufrechterhalten. Die zentralen Lehren sind die Vier Edlen Wahrheiten, die Wahrheiten über das

Leiden. Allerdings gehen Buddhisten davon aus, dass wir ausnahmslos *alle* davon betroffen sind. Ohne Ausnahme. Selbst wenn es uns heute recht gut gehen sollte, wird es nicht so bleiben. Und das wissen wir auch alle aus gesundem Menschenverstand recht gut.

Eine weitere Übereinstimmung besteht darin, dass die buddhistischen Lehren ebenso wie viele Richtungen der westlichen Psychotherapie von der Tatsache der menschlichen Unbewusstheit ausgehen. Daraus ergibt sich die Notwendigkeit, Unbewusstheit mit Bewusstheit oder Achtsamkeit zu durchdringen, wofür sich das Studium der buddhistischen Lehren und insbesondere die Geistesschulung anbieten.

Eine weitere große Gemeinsamkeit zwischen Buddhismus und Psychotherapie ergibt sich aus der Geschichte. Um es einmal etwas provokativ zu formulieren: Psychotherapie *ist* Buddhismus. Damit ist gemeint, dass auch wir Therapeuten sozusagen auf einem buddhistischen Weg sind: Wir sind Menschen, die auf dem Weg sind, Leiden zu mildern und möglicherweise Leiden aufzulösen. Eigentlich liegt auch dem Buddhismus nichts anderes zugrunde. Wenn wir die bis heute angewendeten therapeutischen Maßnahmen betrachten, wie zum Beispiel das Arbeiten im Hier und Jetzt, die Traumdeutung, Hypnosephänomene, das Verständnis vom Unbewussten, die Beziehung zwischen Therapeut und Klient und ihre Ähnlichkeit mit einem Lehrer/Schüler-Verhältnis, dann sind das alles Aspekte, die aus diesen alten buddhistischen Quellen stammen. Entsprechend sollten diese auch stärker gewürdigt werden. In beiden Traditionen finden wir im praktischen Bereich unter anderem auch Visualisierungstechniken, Meditationsformen und Entspannungsmethoden.

Wir haben erfahren, dass es zwar viele Ähnlichkeiten und Gemeinsamkeiten zwischen Buddhismus und Psychotherapie gibt, da beide sich mit dem Leiden beschäftigen, es existieren aber eben auch Unterschiede.

Was unterscheidet Buddhismus und Psychotherapie?

Wenn wir uns der Buddhistischen Psychotherapie zuwenden, werden wir feststellen können, dass viele Buddhisten die Meinung vertreten, die buddhistische Tradition sei doch wohl ausreichend, da sie ein eigener und vollständiger Heilungsweg sei, und deshalb sei Psychotherapie doch mehr oder weniger überflüssig.

Psychotherapeuten denken dagegen, Buddhisten seien im Grunde doch Esoteriker mit Gebetstrommeln, die Rezitationen aufsagen und viel rituelles Beiwerk brauchen, der Buddhismus sei letztlich ja doch eine Religion. Religion und Wissenschaft – die Psychotherapie ist eine Wissenschaft – gehen nun einmal getrennte Wege.

Doch wie die Weisheit der stetigen Veränderung uns zeigt, gibt es immer ein dynamisches Spiel der Kräfte, gerade wenn sich die Kulturen einander annähern oder zunehmend sogar angleichen. Diese Form der Globalisierung, wie man es nennen könnte, hat eben auch so manchen Vorteil, denn hier eröffnen sich neue Quellen, aus denen wir schöpfen können. Bekanntlich hat sich die psychotherapeutische Szene in den letzten Jahren ziemlich geöffnet. Das Thema der Achtsamkeit ist geradezu inflationär in alle Bereiche hineingelangt. Psychoanalytiker, Verhaltenstherapeuten und viele andere Therapeuten sprechen inzwischen von Achtsamkeit.

Übrigens hat auch Sigmund Freud bereits gewusst, dass der Analytiker in einer ständig gleichbleibenden, wohlwollenden, neutralen Haltung verweilen sollte. Viele Schüler der Psychotherapie lernen heute, dass sie „einfach" in eine achtsame Haltung hineingehen und diese dann möglichst auch aufrechterhalten sollten, um so einen therapeutisch heilsamen Rahmen zu schaffen. Natürlich kann es mit einigen Schwierigkeiten verbunden sein, einfach mal in eine achtsame Haltung hineinzugehen oder gar Achtsamkeit dauerhaft aufrechtzuerhalten.

Universalität und universelle Probleme

Ein entscheidender Ansatzpunkt bei der Arbeit der Buddhistischen Psychotherapie ist das Universelle. Vor dieser Entwicklung, das heißt, bevor ich in meinem beruflichen Werdegang an diesen Punkt gekommen bin, hatte ich durch meine psychotherapeutischen Ausbildungen als Tiefenpsychologe, Hypnotherapeut oder Gesprächstherapeut immer *einzelne* Menschen vor mir sitzen. Es kam jemand mit einer Angststörung und dann ging es bei der Therapie um Angstlinderung. Dann kam jemand, der sehr traurig war, dann ging es um Depressionen. Oder es ging um familiäre Probleme, um Alkoholprobleme und so weiter. Es drehte sich immer nur um einzelne, spezielle Phänomene. Jeder Mensch ist so einzigartig, das halten wir doch so hoch. Als Therapeut überlegt man sich dann, wie dieses einzigartige Individuum denn nun am besten zu behandeln sei.

Mit dem Ansatz der Buddhistischen Psychotherapie ist es für mich wie für andere Therapeuten wesentlich leichter geworden, weil sich der zuvor festgesteckte Rahmen dadurch öffnen konnte. Das ist gleichbedeutend mit der Erkenntnis von Universalität, dass es einen Bereich des Menschseins gibt, den wir alle miteinander teilen. Im Grunde genommen funktionieren wir alle in sehr ähnlicher Weise. Ein Kernbegriff des Buddhismus spricht sogar von der wechselseitigen Abhängigkeit aller Wesen und Dinge. Daher schaue ich bei meiner Arbeit in der Anfangsphase immer auf die individuellen Einzigartigkeiten, doch genauso auch auf die universelle Basis. Einen Menschen auf der Grundlage dieser universellen Basis anzusprechen kann für die Therapie und den Therapeuten wirklich etwas sehr Heilsames und Erleichterndes sein.

Vor einigen Jahren fand in Frankfurt ein großer Kongress mit dem Motto „One world, one heart, one mind" statt. Auch der Dalai Lama war anwesend und meinte, als er zu diesem Motto befragt wurde: „One world – yes. One heart – no. One mind – no."

Er hat das sehr unterstrichen: Es gibt nicht nur das eine Herz. Das heißt: Es gibt sieben Milliarden Menschen, sieben Milliarden Herzen, sieben Milliarden Geisteszustände. Man könnte daraus den Schluss ziehen, der Dalai Lama habe womöglich die Individualität betonen wollen. Doch das war nur als Einstieg zu verstehen, um über den Wert des einzelnen Menschen zu sprechen, und das widerspricht ja nicht der Universalität.

Ziehen wir zum Verständnis den Vergleich mit einer Welle und dem Ozean heran: Jeder Wellenkamm, jeder Wasserspritzer ist einzigartig. Doch je mehr wir in die Welle eintauchen, in die Tiefe des Ozeans, desto mehr wird alles universell, das heißt, die Gemeinsamkeiten treten immer deutlicher hervor. In dem Wellenkamm finden wir die für uns einzigartigen Details, angefangen bei den Fingerabdrücken bis hin zu unserer DNA. Weiter unten in der Welle stoßen wir dann auf unsere Gemeinsamkeiten, wie unsere Bedürfnisse und unsere biologischen und psychologischen Funktionsweisen.

Das bedeutet auch, ein bisschen mehr danach zu schauen und uns zu fragen, wie wir eigentlich alle zusammen funktionieren. Wie sind die Abläufe in uns eigentlich geregelt? Wie kommt es dazu, dass so viele ähnliche Phänomene bei uns Menschen auftauchen, obwohl wir doch alle so unterschiedlich sind? Betrachten wir hierzu die buddhistischen Textsammlungen. Sie wurden einige Jahrhunderte lang nach Buddhas Tod mündlich weitergegeben und erst später aufgeschrieben. Sie sind etwa 2000 Jahre alt. Beim Lesen dieser alten Schriften aus Indien bemerken wir, dass die Menschen schon damals

- zu viel gegrübelt haben,
- zu häufig eifersüchtig waren,
- zu oft blind ihrem Verstand gefolgt sind,
- die Verbindung zu ihren Wurzeln und zur Intuition vernachlässigt haben,
- sich oft gedanklich im Kreis gedreht haben,
- häufig verwirrt waren
- und sich auch von ihrem Ärger, ihren Ängsten und ihrer Trauer haben mitreißen lassen.

Weiterhin werden auch noch andere Beispiele genannt, die uns sehr vertraut erscheinen: Sie beziehen sich auf soziale Faktoren, etwa auf den Umgang mit Besitz.

Wenn wir diese alten Schilderungen lesen, dann kommt uns das doch ausgesprochen bekannt vor und wirkt irgendwie erschreckend, weil sich die Vorstellung aufdrängt, dass sich zumindest auf dieser menschlichen Ebene wirklich überhaupt nichts geändert hat! Das heißt im Grunde genommen, seit 2000 Jahren sind wir damit beschäftigt und kämpfen dafür, Kultur zu produzieren, wir erschaffen uns Mikrowellenherde, Antibiotika und Sozialsysteme, wir fliegen sogar zum Mond – doch was ändert sich an unserem Empfinden? Anscheinend herzlich wenig. Wir kämpfen immer noch mit den gleichen Phänomenen wie vor über 2000 Jahren.

Auch darin zeigt sich wieder ein Stück Universalität. Da spiegelt sich etwas wider, das unser Menschsein zu begründen scheint, unabhängig davon, ob wir uns mit einem Rinderkarren fortbewegten oder nun mit einem Porsche: Der Fahrer hat sich offensichtlich nicht grundlegend verändert.

Die Allgegenwärtigkeit des Leidens
(Die Erste Edle Wahrheit)

In der heutigen Zeit interessieren sich jedoch immer mehr Menschen für die Wahrheiten des Leidens und die Zusammenhänge im Leben. Vielleicht sind auch gewisse Voraussetzungen nötig, damit wir uns für solche Themen öffnen können. Leider sind manchmal leidvolle Voraussetzungen und manchmal auch kulturelle Bedingungen notwendig und Anlass dafür, sich zu ändern. Wenn ich nichts oder nicht genügend zu essen habe, dann interessiert mich Spiritualität womöglich nicht sonderlich. Doch wir sind jetzt hier im Westen vielleicht in einer Situation, in der wir uns nicht mehr so sehr um unsere Nahrung sorgen müssen, weil wir bereits genug, wenn nicht sogar zu viel davon haben. Da bleibt ein bisschen Zeit übrig zum Nachdenken, und dann kommt man schon mal auf den Gedanken: Was mache ich eigentlich? Wo soll es denn hingehen? Und auch: Wie kann es besser gehen? Und damit bin ich schon wieder mittendrin im Leiden, denn der Verstand verselbstständigt sich, will unbedingt irgendeine Lösung finden, und daraus entstehen unweigerlich Probleme.

Wir sind in Leidenskreisläufen gefangen

Viele Dinge, die wir angehen, fangen also immer auf irgendeine Weise mit Problemen an. Auch die Menschen, die in die Beratung der Buddhistischen Psychotherapie kommen, tun dies meist deshalb, weil sie irgendein Problem haben und unter diesem mehr oder weniger leiden.

Bekanntlich bieten Katastrophen die größten Möglichkeiten zur Veränderung. Das ist ein allgemein menschliches, vielleicht sogar ein natürliches, in jedem Fall jedoch auch ein trauriges Phänomen. Da dies nun einmal so ist, können wir das auch ein bisschen für uns nutzbar machen und einmal darauf achten, was eigentlich genau beim Leiden passiert und was vielleicht eine Transformation ermöglichen könnte. Das heißt, es existiert ein gewisses Potential im Leiden, da es eine Erschütterung hervorruft.

Wenn damit eine heilsame Veränderung strukturell und auch äußerlich eingeleitet würde, könnten die Dinge tatsächlich in neue Bahnen gelenkt werden. Oft gelingt es aber nicht, dieses Potential für uns nutzbar zu machen. Das alte Problem, die alte Struktur, setzt sich nur wieder in das Neue hinein fort oder erneut in das Alte hinein.

Deswegen ändert sich oftmals selbst nach einer persönlichen Katastrophe nichts Entscheidendes, und somit haben wir häufig das Gefühl eines Kreislaufs. Darum stellen viele von uns fest: „Ich stecke irgendwie in einem Karussell und drehe mich im Kreis", ... oder: „Ich begegne immer irgendwie dem gleichen Typ von Menschen ... Ich falle immer wieder auf das Gleiche herein." Dieses Prinzip lässt sich beispielsweise daran erkennen, dass bestimmte Frauen immer an den gleichen Männertyp geraten oder umgekehrt manche Typen immer an die gleiche Sorte Frau. Da fragt man sich dann schon, was das wohl für ein seltsames Phänomen sein könnte, und Spekulationen über Schicksal oder Karma sind nicht mehr fern.

Man nimmt sich jedoch wenigstens vor, in Zukunft besser achtzugeben: „Beim nächsten Mal passiert mir das aber nicht noch einmal. Da schaue ich genau hin."

Was aber passiert dann? Wieder kommt unweigerlich das gleiche Thema um die Ecke. Oder man ackert sein Thema durch und hat nun die Hoffnung: „Damit bin ich jetzt fertig. Das habe ich jetzt schon so lange mit mir herumgeschleppt. So oft habe ich schon daran gearbeitet, jetzt ist es abgeschlossen." Vielleicht helfe ich sogar mit kleinen Ritualen nach, um mich von dem Problem zu verabschieden – nur damit es drei Wochen später wieder vor meiner Haustür steht. Dieses immer wiederkehrende Muster könnte einen manchmal nahe an den Wahnsinn treiben, führt zum Zweifel am eigenen Verstand, an den eigenen Fähigkeiten – vor allem dann, wenn man sich zudem noch mit Nachbarn oder Kollegen vergleicht. Alle anderen scheinen es zu schaffen, nur man selbst steckt schon wieder oder auch immer noch im Leidenskarussell.

Im Buddhismus lesen oder hören wir von Leidenskreisläufen, von Dingen, die sich irgendwie im Kreis drehen. Das ist universell und betrifft uns alle. Der Kreis oder das Rad ist ein vielschichtiges Symbol: das Symbol für Perfektion, für Geschlossenheit, für Stimmigkeit, für Heilsein und für Ganzheit, aber ebenso auch das Sinnbild für Leiden und Leidenskreisläufe.

Viele buddhistische Symbole beinhalten ein solches Rad; das Rad des Kreislaufs der Existenzen heißt in der buddhistischen Ikonographie *Samsara* oder „Lebensrad"; es könnte auch gleichgesetzt werden mit dem Rad des Leidens. In diesem Rad stecken wir alle, werden laut der buddhistischen Lehre, dem Dharma, hineingeboren – vielleicht sogar immer wieder. Wie gehen wir als Therapeuten und auch als Hilfesuchende damit um? Wie kann bei einer derart grundsätzlichen Problemlage eine Beratung aussehen, wo kann eine Therapie ansetzen?

Mit diesen Ausführungen sind wir bei der *Ersten Edlen Wahrheit* angelangt: der Wahrheit vom Leiden. An ihr orientiere ich mich in meiner Arbeit sehr stark. Ich besinne mich immer wieder auf die buddhistischen Ursprungstexte, also Buddhas Lehrreden, die Überlieferung vom Ingangsetzen des Rades der Lehre und die Vier Edlen Wahrheiten, die mir in meiner Arbeit als Therapeut eine gute Strukturhilfe liefern.

Im Grunde genommen sind diese Vier Edlen Wahrheiten nichts anderes als eine therapeutische Anleitung. Die erste Wahrheit besagt: Leiden ist da, also gibt es Probleme. Wach auf, es ist nicht nur *dein* Problem – erinnern wir uns an das Rad, an Samsara – Probleme tauchen immer wieder auf, das ist unvermeidbar. Dass immer wieder einmal etwas Schlimmes passiert, dass es Probleme gibt, ist einfach unvermeidbar.

Die zwei Pfeile

Das Leiden, das mit den immer wieder auftauchenden Problemen einhergeht, das ist allerdings vermeidbar. Zwischen Problemen und Leiden gibt es also einen wichtigen Unterschied, das ist eine sehr entscheidende und höchst interessante Differenzierung.

Wenn Sie sich an die letzte Problemsituation zurückerinnern: War das mit Ärger, Stress, Wut verbunden oder eher mit Trauer oder vielleicht Angst? Wenn Sie sich erinnern, dann können Sie diesen Vorgang vielleicht in zwei Abschnitte aufteilen:

Der erste Teil betrifft die reinen Fakten, da ist etwas passiert, das unweigerlich immer wieder einmal passiert, es wird auch in Zukunft noch passieren und wir können leider davon ausgehen, dass es wahrscheinlich auch irgendwie zum natürlichen Ablauf des Menschseins dazugehört. Jeden Tag treten unendlich viele kleine und auch große Probleme auf, vieles davon ist sogar vorprogrammiert. Denken wir nur an das Älterwerden und die damit verbundenen Probleme. Das ist der erste Punkt.

Dann aber folgt unsere eigene Inszenierung: Wir erleben ein Problem und unser naiver Idealismus suggeriert uns: „Nein! Also, das will ich nun aber wirklich nicht! Ich möchte, dass das nicht passiert. Ich bemühe mich darum. Ich möchte, dass andere Leute sich auch darum bemühen. Wenn wir uns alle bemühen, dann darf das einfach nicht mehr passieren."

Der zweite Teil des Problems – und damit unser vermeidbares Leiden – besteht also darin, wie wir selbst darauf reagieren, was wir jetzt daraus machen. In dieser Hinsicht neigen wir Menschen gewissermaßen immer zu übertriebenen Reaktionen, was bedeutet, dass wir sozusagen noch eins draufsetzen. Genauso ist das auch schon vor 2500 Jahren von Buddha beobachtet worden, er hat es die *zwei Pfeile* genannt: der erste Pfeil, der uns trifft, weil wir eben gerade dort stehen, wo er uns treffen kann, und der zweite Pfeil, den wir fatalerweise dann selbst auf uns abschießen – gespickt mit Selbstvorwürfen, begleitet von Hadern, Grübelzwängen und vielen Formen von Selbstvergiftung.

Unsere Reaktionen und oft unbeholfenen Lösungs- und Linderungsversuche führen uns direkt in diese vermeidbare Form des Leidens. Hier finden wir gleich zu Anfang schon Ansätze, um unser Leiden zu halbieren. Von daher ist diese 2000 Jahre alte Philosophie, diese Wissenschaft des menschlichen Geistes, alltagstauglich und die darin beschriebenen Abläufe geschehen tagtäglich.

So lautet die Kernaussage der Ersten Edlen Wahrheit: Probleme sind normal, sie treten immer wieder auf. Aber wir dürfen sie nicht noch selbst verstärken und zu mehr machen, als sie bereits sind. Hier finden wir auch das erste therapeutische Grundprinzip: Mache es nicht noch schlimmer! Was auch immer ich erlebe, zuerst achte ich darauf, alles zu vermeiden, was die Situation verschlimmern würde.

Die *Zweite Edle Wahrheit* zeigt uns dann genauer, was eigentlich passiert. Äußere Anlässe sind weitgehend unvermeidlich, darunter fallen zum Beispiel Naturkatastrophen oder auch zwischenmenschliches Chaos. Was aber passiert da genau in mir, weshalb werden diese Zustände von mir dann auch noch verstärkt? Wo liegen die Ursachen dafür? Das beschreibt diese zweite Wahrheit über die Ursachen des Leidens.

Die *Dritte Edle Wahrheit* ist die Wahrheit vom Beenden des Leidens. Was können wir selbst dafür tun, um unser Leiden zu vermindern oder letztlich ganz zu beenden? Bei dieser Wahrheit kann es zu reichlichen Missverständnissen kommen, weil viele davon ausgehen, Loslassen sei dafür die all-heilsame Therapie. Zum Beispiel bei Verantwortung: einfach loslassen! Von dieser Wahrheit fühlen sich bezeichnenderweise oft gerade jene Menschen besonders inspiriert, die sich schon von ihrem Naturell her gern möglichst überall heraushalten.

Die *Vierte Edle Wahrheit* kann uns den Weg zeigen. Er kann als eine Art Prävention gesehen werden, beschreibt also Wege der Vorbeugung, die uns zeigen, in welchen Lebensbereichen wir diese Erkenntnisse achtsamer umsetzen sollten.

Im Folgenden werden wir zunächst noch etwas mehr auf die Erste Edle Wahrheit eingehen und ihre unterschiedlichen Erscheinungsformen im Lebensrad betrachten. Danach werden wir uns näher mit den Ursachen des Leidens beschäftigen, woher es kommt, und auch solche Fragen beantworten wie: Was geschieht dabei in meinem Kopf? Was geht bei Anhaftung und Widerstand und Verblendung vor? Wie funktioniert das?

Die sechs Bereiche des Lebensrades

Die Erste Edle Wahrheit lässt sich durch ein Rad darstellen, das buddhistische Symbol für *Samsara,* den ewigen Kreislauf, das Rad des Lebens und damit implizit auch des Leidens. Vergleichbar mit den Speichen eines Rades, ist dieses in sechs Segmente aufgeteilt, sechs Existenzbereiche. In der oberen und in der unteren Hälfte des Kreises liegen jeweils drei Bereiche. Zu den höheren Bereichen oben gehören der Bereich der Menschen, der Bereich der Götter und der Bereich der Halbgötter. Die drei niederen Bereiche unten sind der Bereich der Hungrigen Geister, der Höllenbereich und der Bereich der Tiere.

Je nach traditionellem Hintergrund oder auch individueller Erfahrungsebene gibt es hierfür sehr unterschiedliche Zugangsweisen. In der buddhistischen Kosmologie werden diese Bereiche als tatsächliche Orte verstanden und es existiert die Vorstellung, dass wir in einen bestimmten Bereich hineingeboren werden; wenn wir uns bemühen, rücken wir dann vielleicht einen Bereich weiter nach oben, und wenn wir uns nicht oder nicht genügend bemühen, fallen wir wieder einen Bereich weiter nach unten. Das ist die eher traditionelle Herangehensweise, etwas moderner ausgedrückt könnte man einen solchen Existenzbereich auch als

Leben in einer bestimmten Spielart von Realität sehen. Natürlich besteht auch die Möglichkeit, dieses Rad psychologisch zu betrachten: Das heißt, diese sechs Bereiche entsprechen Bewusstseinszuständen, die in jedem von uns angelegt sind und parallel zueinander existieren. Sie drücken sich in überwiegend gefühlsmäßigen Einstellungen und Verhaltensmustern uns selbst und unserer Umwelt gegenüber aus. Das Seelenleben eines Menschen kann zwar fest in einem dieser Bereiche verwurzelt sein, doch aufgrund unserer instabilen und häufig wechselnden emotionalen und geistigen Befindlichkeiten geraten wir immer wieder in diese zumeist leidvollen Zustände hinein. Wenn es uns gelingt, diese Anteile in uns irgendwie zu integrieren, können wir sie schließlich transformieren.

Der Bereich der Menschen

Wenn wir den einzelnen Kreissegmenten folgen, beginnen wir natürlich mit dem menschlichen Existenzbereich. Wir werden geboren – und damit beginnt auch schon das Leiden. Wenn ein kleines Kind unweigerlich auch einmal allein gelassen wird, dann leidet es massiv unter Trennungs- und Verlustschmerz, weil die Ich-Funktionen bei ihm noch nicht im vorderen Gehirn etabliert sind. Diese Ich-Strukturen lassen in unserem Bild vom Gegenüber eine Dauerhaftigkeit entstehen, was von Psychologen als Objektrepräsentanzen bezeichnet wird. Bei einem kleinen Kind, das auch nur zeitweise seine Eltern vermisst, entsteht ein Gefühl von Einsamkeit, von Leere, es leidet. Dieses Kind merkt dann aber in der Regel schon bald, was bei seinem Gegenüber passiert, wenn es beispielsweise schreit oder lächelt. Das wird dann weiter ausprobiert und wiederholt, auf diese Weise entwickelt sich unsere *Selbstwirksamkeit* und damit dann unweigerlich auch das: „Ich bewirke das. Ich kann das. Ich möchte das. Ich möchte das nicht. Ich liebe das. Ich hasse das. Ich will das. Ich will das nicht. Ich will, ich will, ich will, ich, ich, ich …" Man könnte also sagen, eine am Anfang sehr clevere Strategie entartet langsam in uns. Jeder Tag beinhaltet unzählige Bewertungen, weil wir Menschen möglichst alles bewerten und kontrollieren möchten.

Im menschlichen Bereich nimmt Leiden das Wesen der Unzufriedenheit an, eines tiefen Unbefriedigtseins. Gerade die Intelligenz, das Merkmal der menschlichen Natur, wird zu einer Quelle für Leiden. Die ständige Suche nach Befriedigung, nach Ablenkung, letztlich auch nach Linderung der Angst und nach Trost, das Begehren und Streben ist ein Merkmal für diese Existenzform. Im Grunde sind wir unablässig auf der Suche nach einer idealen und dann möglichst keiner Veränderung mehr unterworfenen Situation.

In diesem Bereich kann ein zu dickes, ein aufgeblasenes Ego, wie es im Buddhismus genannt wird, ebenso zu einem Problem werden wie ein zu schwaches Selbstwertgefühl. Wenn wir im letzteren Fall als Therapeuten dann beispielsweise die Empfehlung aussprechen, anderen zu dienen sei gut und das Ego sei ohnehin nur eine Illusion und deshalb aufzugeben, ist das mit Sicherheit der falsche Weg. Über diesen wichtigen Punkt diskutieren Buddhisten natürlich oft mit Psychotherapeuten, und auch im Rahmen der Buddhistischen Psychotherapie ist es als Gratwanderung zu sehen, dass viele Dinge erst gestärkt werden müssen, bevor wir sie abbauen können. Ein schwaches Ego sollte also tatsächlich zuerst gestärkt und dann langsam wieder gelockert und aufgegeben werden.

Es ist somit verständlich, dass wir als Menschen ständig etwas begehren, dass wir hadern und streben. Aber wonach streben wir eigentlich? Als Buddhisten streben wir vielleicht danach, uns unabhängiger zu machen und uns von Abhängigkeiten zu befreien. Generell streben wir vermutlich auch danach, dass es uns besser geht, vielleicht wollen wir auch einfach nur ein bisschen mehr Genuss im Leben haben.

Der Bereich der Götter

Das generelle Streben des Menschen ist darauf gerichtet, vorankommen zu wollen. Wenn wir dem Rad im Uhrzeigersinn folgen, kommen wir in einen Bereich, der uns sehr verführerisch erscheint; das ist der Bereich der Götter oder *Devas,* oft wird er auch als „Himmel" bezeichnet. So sein wie ein Gott, der Wunsch nach grenzenlosem Erfolg und dauerhafter Glückseligkeit, Tagträume in jeder Form, auch eine gewisse Selbst-Versunkenheit prägen diesen Bereich. Die Natur dieses Bereichs ist an sich nicht schmerzhaft, doch auch hier kommt es naturgemäß zu Leiden, und zwar dann, wenn es entweder doch einmal zu langweilig wird oder die Weite und Grenzenlosigkeit bedrohlich werden.

Dieser Bereich des Göttlichen kann viele Aspekte annehmen und stellt etwas dar, wonach sehr viele Menschen streben. Er ist in gewisser Weise mit Öffnung verbunden, scheinbar sogar mit einem Gefühl von Befreiung. Das erleben wir vielleicht sogar in der Meditation, in der meditativen Versenkung, doch aus diesem „Trip" reißen uns dann äußerst störende Gedanken heraus und lassen uns wieder in einen anderen Bereich zurückfallen. Auch im Urlaub am Meer oder in den Bergen, vielleicht auch beim Sport und Sex, mögen wir bisweilen derartig himmlische Gefühle erleben, dann fühlen wir uns weit und großartig. Psychologisch ist dieser Bereich oft mit Stolz verbunden.

Sigmund Freud hat dies auch als ozeanischen Bereich oder als *ozeanische Gefühle* beschrieben. Er betrachtete diesen Bereich nur positiv, auch wenn er bemerkt hat, dass der Verstand dabei nicht so richtig eingeschaltet sei, was wiederum Probleme bereiten könne. Er und auch einige nachfolgende Psychoanalytiker scheinen dabei übersehen zu haben, dass dieser Bereich auch ziemlich beängstigend sein kann, weil wir uns hier gewissermaßen dem Kosmos öffnen und damit Grenzen wegfallen. Die Angst, sich fallen zu lassen, geht mit der Angst einher, sich selbst zu verlieren. Das ist ein häufiges Thema in Beziehungen, in der Liebe. Das Gefühl, sich öffnen zu müssen, kann uns allzu verletzlich machen. Es macht uns auch Angst, in diesen Götterbereich zu wechseln und damit vielleicht ein Stück des Menschseins, des Ego-Menschen, zu verlieren, denn das ist auch mit Kontrollverlust verbunden.

Der Bereich der Halbgötter

Wenn wir aber weiter in dieser Richtung gehen und nach mehr Genuss, nach größerem Erfolg streben, dann werden wir sehr schnell feststellen, dass wir nicht die Einzigen sind, sondern sich außer uns auch noch andere auf demselben Weg befinden. Wir beginnen zu vergleichen, den anderen nachzueifern, um sie einzuholen und möglichst zu überholen. Das versetzt uns in den Bereich der Halbgötter oder *Asuras,* damit sind die neidischen und eifersüchtigen Götter gemeint. In der griechischen Mythologie entspricht das den Titanen, die sich nach oben in den Götterbereich recken, wenn auch stets vergebens. Das ruft eine gewisse Paranoia hervor und dient gleichzeitig als Ansporn für immer ehrgeizigeres Streben und härtere Anstrengung.

Doch wie sehr wir uns auch anstrengen mögen, immer scheint es andere zu geben, denen dies besser gelingt. Uns geht es ja schon ganz gut, aber es gibt immer Menschen, denen es noch besser geht. Hin und wieder hilft dann vielleicht eine Reise in Länder, in denen die Menschen ganz anders leben, um unseren Bezug zu Orten und Menschen wieder in eine richtige Relation zu bringen. Wir leben heute im Westen mit einem weitaus komfortableren Standard als frühere Herrscher oder hochgestellte Persönlichkeiten, was Sozialunterstützung, medizinische Versorgung, Ernährung oder Sicherheit betrifft. Wir haben hier bei uns eine Kultur der Halbgötter entwickelt. Das aber ist ausgesprochen ärgerlich, denn Vergleichen ruft eine ständige Unruhe hervor, ein ständiges ehrgeiziges Streben, zumeist vergebens, und das wiederum erzeugt Leiden.

Der Bereich der Hungrigen Geister

Dieses Gedankenkarussell kann uns natürlich immer weiter auf Abwege führen und tatsächlich zum Anlass dafür werden, dass wir noch weiter herunterfallen in den niederen Bereich der Hungrigen Geister oder *Pretas.* Das ist im Lebensrad der Bereich eines unaufhörlichen und überwältigenden psychologischen Mangelgefühls, ständig angetrieben von einem *Es ist nie genug.* So geartete Geister werden traditionell mit einem ganz langen, ganz schmalen Hals und mit einem Riesenbauch dargestellt. Ein solcher Bauch ist mit einem so schmalen Zugang nicht zu füllen, die Pretas sind und bleiben unersättlich, sind ewig hungrig und ewig frustriert. Das ist wirklich ein Bereich des Leidens par excellence.

Dieser Bereich symbolisiert natürlich in besonderem Maße unsere vielen Süchte. Wir wollen einfach immer mehr, fast scheint unsere gesamte Kultur schon in diesen Bereich hineingerutscht zu sein. Nicht nur in dem, was wir uns zumuten, sind wir grenzenlos geworden, sondern auch im Hinblick auf unseren Konsum, denn ein bisschen mehr vertragen wir immer noch. Entsprechend inflationär sind natürlich auch unsere Süchte geworden: Sie reichen von Drogensucht, Alkohol- und Nikotinsucht bis hin zur Sexsucht, Internetsucht, Shopping-Sucht – geradezu uferlos. Man kann eigentlich fast nach allem mehr oder weniger süchtig werden, und entsprechend mehr oder weniger stark ist auch die Anhaftung daran ausgeprägt.

Der Höllenbereich

Doch es geht im Lebensrad noch tiefer nach unten, wie in vielen anderen Kulturen gibt es auch im Buddhismus eine Hölle, den Bereich der Höllenwesen. Sartre hat zwar einmal gesagt: „Die Hölle, das sind die anderen", doch tatsächlich existieren all diese Bereiche, auch die Hölle, in uns selbst. Das merken wir beispielsweise daran, wenn wir buchstäblich Höllenqualen erleiden. Aufgrund einer schweren Erkrankung, einer Trennung, eines Verlustes oder sei es nur wegen Zahnschmerzen kann man wirklich im Augenblick oder auch längere Zeit das Gefühl haben, sich in der Hölle zu befinden, dort langsam vor sich hinzuschmoren und Leid zu ertragen oder auch selbst Leid zu erzeugen.

Psychologisch betrachtet, hat dieser Zustand sehr viel mit Zorn, mit Aggression, mit Ablehnung und Widerstand zu tun. Diese Energien werden nach außen projiziert, kehren aber ständig zu uns selbst zurück. Im Grunde genommen herrscht ein ständiger Krieg, und daher ist Leiden im Höllenbereich allgegenwärtig.

Der Bereich der Tiere

Ein letzter Bereich, den wir noch zu betrachten haben, ist der *Bereich der Tiere.* Im Lebensrad liegt er direkt unterhalb des Menschenbereichs, und obwohl wir eigentlich ja nach oben, in die Richtung des Göttlichen, gelangen möchten, fallen wir womöglich manchmal auch in den Bereich unterhalb des Menschseins, in das Animalische. Diese animalische Seite, die ein Teil von uns ist, mag für viele etwas Bedrohliches haben. Gerade wenn wir uns mit spirituellen Themen auseinandersetzen, dann wollen wir uns nach oben in die Lüfte bewegen, ins Ätherische, ins Geistige, ins Göttliche, ins Schöne, und auch ins Reine, ins Saubere. Das Animalische, die Instinkte, das Körperliche, ja letztendlich auch unser eigener Körper, der durch die Evolution gegangen ist und in dem unser Tierhaftes von uns mitgetragen wird, das mögen wir eigentlich nicht so gerne.

In positiven Sinne könnte das Tier in mir, das Instinkthafte, mich zwar mehr auf meine Instinkte vertrauen lassen, kann mich aber auch völlig in die Irre führen, denn schließlich wird der Tierbereich mit Dumpfheit, mit Trägheit, mit Beharrungsvermögen assoziiert. Hartnäckig verfolgen wir unser Ziel nach einem immer schon vorgegebenen Muster und sehen dabei nur dieses Ziel, nicht die Umgebung um uns herum. Psychologisch betrachtet ist Blindheit für den eigenen Stil, Blindheit dem gegenüber, wie wir auf andere wirken und wie andere uns wahrnehmen, ein hervorstechendes Merkmal des Tierbereichs.

Die sechs Bereiche in uns

Alle sechs Bereiche sind in uns enthalten. Das ist nichts Schlimmes, doch sie müssen erkannt, anerkannt und akzeptiert werden. Wenn ich beispielsweise den animalischen Anteil in mir nicht integrieren kann, dann ist das eigentlich der sichere Weg, der mich in diesem Kreislauf gefangen hält. Eine Beratung, eine Therapie, eine Selbstfindung, eine Selbstanalyse, der Blick in mich hinein, die Introspektion, kann mich in diese sechs Bereiche hineinführen. Ich kann ihr Wesen ergründen und habe dadurch die Chance, diese Bereiche in mir zu integrieren. Vorzugsweise wenden wir allerdings die Strategie an, mit allem Unangenehmen nicht so viel oder möglichst gar nichts zu tun haben zu wollen. Jeder Organismus versucht in erster Linie, Schmerzen zu vermeiden, das entspricht einem unserer Instinkte. Es geht aber darum, diesen Instinkt zu transformieren und einzugestehen, dass wir uns der animalischen oder auch der höllischen Aspekte, der dunklen Anteile in uns, durchaus bewusst sind.

Aus psychologischer wie aus buddhistischer Sicht sollten wir uns klarmachen, dass selbst ein Schwerverbrecher oder ein Amokläufer von seinem Grundmenschsein her genauso ist wie wir, dass es da keinen essentiellen Unterschied gibt, sondern höchstens einen relativen Unterschied. Seine Art zu funktionieren, das Mensch-Sein des Betreffenden, verläuft nach den gleichen Prinzipien wie unser eigenes, nur sein Verhalten, sein Empfinden ist ein anderes. Das ist deshalb so, weil in uns und in ihm unterschiedliche Anteile gefüttert und gestärkt worden sind. Im Buddhismus sprechen wir hier von *Keimen* oder *Samen,* in der Neurowissenschaft, in der Psychologie von *Veranlagungen,* mit beidem ist dasselbe gemeint.

Wir alle verfügen über Veranlagungen, wie zum Beispiel die Veranlagung zum Sprechen. Wenn jemand möglichst früh im Leben mit uns gesprochen hat, konnten wir die Fähigkeit zum Sprechen entwickeln. Wenn niemand mit uns gesprochen hätte, als wir kleine Kinder waren, könnten wir heute nicht sprechen. Wir haben die Veranlagung zum aufrechten Gang. Wenn uns keiner dazu motiviert hätte, aufrecht zu gehen, und wir niemanden hätten beobachten können, der aufrecht geht, würden wir es wahrscheinlich heute nicht in dieser Form können. Wir haben die Veranlagung zur Güte. Wenn wir früher Erfahrungen von Güte gemacht haben, können wir heute Güte in uns wachrufen. Wenn wir früher jedoch keine Erlebnisse mit der Güte von anderen hatten, dann haben wir da ein Defizit. In uns gibt es jedoch auch die Veranlagung zu Mord und Totschlag. Wurde diese Neigung gefördert, im Sinne von ständigem Streit, ständigem Hass, ständigem Kämpfen oder Untergehen, dann sind diese Anteile in uns stärker ausgeprägt. Der in der buddhistischen Psychologie verwendete Begriff von den Keimen oder Samen, die im Speicherbewusstsein schlummern, weckt die bildliche Vorstellung, wie einzelne Bereiche in uns wie von einem Gärtner gefördert oder auch nicht gefördert werden und wie diejenigen, die genährt werden, in uns wachsen und sich entwickeln können.

Deshalb sollten wir auch zutiefst verinnerlichen, dass alles, was wir wiederholen, in uns gestärkt wird. Ärgern wir uns oft, dann werden sich die ärgerlichen Anteile in uns stärken und festigen. Trauern wir oft, dann werden sich die traurigen Anteile in uns stärken und festigen. Ängstigen wir uns oft, dann werden sich die ängstlichen Anteile in uns stärken und festigen. Auch alle anderen Handlungen, Ideen und Neigungen können über einfache Wiederholungen zu Angewohnheiten und schließlich zu Charakterzügen werden. Wir können in diesem Zusammenhang auch einmal überprüfen, welche Bereiche in uns wir fördern oder gefördert haben, und auch, welche wir vielleicht nicht genügend kultiviert haben, die wir aber stärker nähren und pflegen sollten, und natürlich auch, welche Menschen diese Anteile in uns von außen anregen – und zwar im Guten wie auch im Schlechten.

Die Erfahrungen in den sechs Bereichen des Lebensrades können Sie mit der Übung 5 „Geführte Meditation: Die sechs Bereiche des Lebensrades“ ausloten und zu Ihren Gefühlen in Beziehung setzen.

Die drei Wurzeln des Leidens
(Die Zweite Edle Wahrheit)

In diesem Kapitel wollen wir nun prüfend in die Ecken hineinschauen, aus denen unsere Probleme uns entgegenwehen, und uns selbst fragen: Woher kommen eigentlich meine Probleme? Woher rührt es, wenn es mir nicht gut geht? Woran liegt das wohl? Solche und ähnliche Fragen stellen auch die Menschen, die zu einer Beratung in die Buddhistische Psychotherapie kommen. Es sind naheliegende Fragen, doch wir kommen dabei ohne Hilfe nur selten zu einem Schluss, sondern steigen stattdessen nur wieder in den Kreislauf ein.

Unwissenheit, Anhaftung und Widerstand sind die Ursachen für Leiden

Wir wenden uns nun der Mitte, dem Drehpunkt des Lebensrades, zu, wobei wir die drei Wurzelursachen für unser Leiden entdecken können. Es lohnt sich, das einmal etwas genauer zu durchleuchten, weil die buddhistische Prämisse, alle erdenklichen Probleme hätten nicht mehr als nur drei Wurzeln, zumindest auf den ersten Blick ziemlich verblüffend klingen mag. Wie können sämtliche Probleme nicht mehr als nur drei Ursachen haben? Wir könnten doch eigentlich davon ausgehen, das sei bei jedem eine ganz individuelle Angelegenheit.

In der Darstellung des Lebensrades sind die drei Ursachen des Leidens im Zentrum, sozusagen als Nabe des Rades abgebildet. Damit kreisen die sechs mit

Leiden verbundenen Existenzbereiche gewissermaßen um die drei Ursachen des Leidens, die auch als die drei Wurzelgifte des Geistes bezeichnet werden. Sie werden symbolisch in Form von drei Tieren dargestellt: als Schwein, Hahn und Schlange.

Das Schwein steht für Dummheit, die grundlegende Unwissenheit oder Verblendung, der Hahn versinnbildlicht Leidenschaft oder starkes Begehren und die damit einhergehende Anhaftung, die Schlange verkörpert Hass oder Widerstand. Das sollte wirklich nur symbolisch verstanden werden.

Die drei Wurzeln des Leidens sind *Verblendung, Anhaftung* und *Widerstand.* Diese drei Grundkomponenten des Ego befinden sich in ständiger Interaktion, befinden sich in einem sehr dynamischen Wechselspiel miteinander. Dadurch wird die gesamte Illusion des Lebensrades aufrechterhalten, aus diesen Wurzeln geht das gesamte Samsara, gehen die sechs Existenzbereiche und die sie bevölkernden Wesen hervor.

In den buddhistischen Lehrtexten werden sehr unterschiedliche Konstellationen erwähnt; beispielsweise wird oft beschrieben, dass Anhaftung und Widerstände durch *Unwissenheit* oder Verblendung entstehen. Daraus ließe sich ableiten, dass wir die Dinge vielleicht nicht leidvoll erfahren müssten, wenn wir sie nur tiefer durchdringen könnten. In der Kette des Abhängigen Entstehens, das im äußeren Kreis des Lebensrades dargestellt ist und sich aus zwölf Gliedern zusammensetzt, steht am Anfang immer das Bild der alten blinden Großmutter: *Avidya,* die grundlegende Unwissenheit als Gefühl von falsch verstandener Identität. Diese geistige Blindheit setzt in einer Art Kettenreaktion die leidhaften Erfahrungen des Lebensrades in Gang.

Aus der Perspektive der Entwicklungspsychologie steht bei kleinen Kindern aber nicht unbedingt die Unwissenheit am Anfang. Es fehlt ihnen zwar noch an Wissen, an Verstand, aber damit ist nicht das gemeint, was wir in diesem Kontext unter „Unwissenheit" verstehen. Für uns alle steht am Anfang aber wohl die *Anhaftung* an die Welt. Als kleine Kinder müssen wir anhaften, müssen wir uns festklammern. Aus diesem Überlebensinstinkt des Festklammerns entwickelt sich das Festhalten, das Greifen und später dann auch das Be*greifen.* Mit dieser Verstandesbildung tritt dann unser Selbstgefühl in die Welt.

Im weiteren Verlauf entwickeln sich dann auch feste Meinungen, bestimmte Geschmäcker, Vorlieben und Abneigungen. Damit geraten wir unweigerlich noch stärker in den Bereich der Anhaftungen hinein. Wenn wir uns auf etwas festlegen, müssen wir gleichzeitig auch andere Möglichkeiten verwerfen. Daraus entstehen dann Widerstände gegen mögliche Alternativen. Auch Abneigung, Negativität und Verweigerung sind ebenso wie unbewusste psychische Abwehrmechanismen als Formen des Widerstands zu verstehen. In der Buddhistischen Psychotherapie stoßen wir immer wieder auf diese Funktionen zur Selbstverteidigung, die als unbewusste Mechanismen zur Selbsterhaltung dienen. Das Erkennen von Widerständen und auch der Umgang damit ist alles andere als einfach, da auch unser Verstand in der Regel ausgesprochen „widerständig" ist.

Wir wollen etwas in uns verändern und uns aus diesen Mustern und Gewohnheitsreaktionen befreien. Deshalb müssen wir uns zuerst einmal Gedanken darüber machen, wie diese Wirkmechanismen überhaupt funktionieren, und die Abläufe in uns analysieren. Ein solches analytisches Vorgehen hat der Buddhismus mit den Naturwissenschaften gemeinsam. Wir schauen uns im Detail die Dinge an, die sehr schnell ins uns ablaufen, wie beispielsweise Reaktionen von Angst oder Ärger, die in Millisekunden in uns entstehen.

Diesen Vorgang können wir allerdings etwas detaillierter betrachten, also gewissermaßen wie in Zeitlupe. Auf diese Weise können wir ihn in verschiedene Abschnitte zergliedern. Die analytische Vorgehensweise bedeutet demnach, hier die Stopp-Taste zu drücken, alles nochmals zurückzuspulen und sich nochmals, und diesmal ganz langsam, anzuschauen, was genau eigentlich in uns passiert. Wie funktionieren wir, wie erzeugen wir selbst Leiden in uns?

Erkenntnisse aus den Neurowissenschaften bestätigen altes buddhistisches Wissen

Wir werden nun einen kleinen Ausflug in die Neurowissenschaften unternehmen, um zu erforschen, wie Unwissenheit, Anhaftung und Widerstand in uns entstehen und wie sie sich auswirken. An diesem Punkt treffen sich alte buddhistische Weisheiten mit den neueren psychotherapeutischen und neurowissenschaftlichen Weisheiten, wenn man deren Erkenntnisse einmal so nennen will.

Das hat seit etlichen Jahren Tradition und ist auch vom Dalai Lama sehr gefördert worden, beispielsweise mit dem „Mind and Life Institute". Für die hier gemeinten Forschungen wurden Meditationsmeister ausgewählt, die im Computertomographen meditierten und bestimmte Aufgaben zu erfüllen hatten. Auf diese Weise konnte man genau sehen, wo, an welcher Stelle im Kopf was passiert und ob es Unterschiede zwischen Meditationsmeistern und Probanden ohne Meditationserfahrung gibt. Zu den vielen spannenden Ergebnissen, die bei diesen Experimenten herausgefunden wurden, gehört, dass es zwischen der buddhistischen Philosophie und der modernen Neurowissenschaft keine auffälligen Widersprüche gibt, sondern eher Bestätigungen und Deckungsgleichheiten, obwohl die Methode der Herangehensweise natürlich eine vollkommen andere ist.

Unser Gehirn und unsere vegetativen Reaktionen

Einerseits ist unser Großhirn das komplizierteste Objekt, das wir überhaupt kennen. Wir können zwar recht gut festlegen und bestimmen, wo etwas stattfindet, auch was da passiert, wir sind aber andererseits nicht in der Lage, erklären zu können, wie dadurch unser Bild der Welt entsteht.

Dabei sind die Abläufe dort eigentlich vollkommen einfach. Die Nervenzellen sind kleine, mit Flüssigkeit gefüllte Säckchen, mit sehr vielen dünnen Verästelungen.

Diese kleinen Gebilde laden sich elektrisch auf und diese elektrischen Ionen werden dann über einen kleinen synaptischen Spalt weitergeleitet zur Nachbarzelle. Alternativ können manche Signale auch blockiert werden. Eine Nervenzelle ist demnach nur ein bloßer An- und Ausschalter, doch darüber erzeugen wir unser Bewusstsein, unsere Welt. Die Neurowissenschaftler mögen zwar wunderbare Bilder liefern und wunderbare Erklärungen über diese Abläufe, aber die Frage, wieso eigentlich und wie das überhaupt zustande kommt, *wie Bewusstsein entsteht,* das bleibt nach wie vor ein großes Rätsel, fast könnte man es ein Mysterium nennen.

Bleiben wir aber zunächst bei den nachvollziehbaren Aspekten unseres Gehirns und versuchen uns klar darüber zu werden, wie wir Unwissenheit verstärken, an welchen Stellen wir anhaften, wo wir Widerstände erzeugen. Dafür konzentrieren wir uns auf wichtige, wenn auch überschaubare Steuerungsvorgänge. Versuchen Sie sich einmal an Ihr Wohnzimmer zu Hause zu erinnern:

- Gibt es dort ein Sofa? Wenn ja, ist es ein Ledersofa oder ein Stoffsofa?

- Wie sieht der Fußboden in Ihrem Wohnzimmer aus?
- Hängen an den Wänden Bilder oder vielleicht andere Gegenstände?
- Ist da ein Tisch? Gibt es dort einen Schrank? Lampen? Wie sieht es mit den anderen Details aus?

Sie befinden sich in Gedanken jetzt gerade in Ihrem Wohnzimmer und mit den Fragen danach sind in Ihrem Hinterkopf Bilder erzeugt worden. Damit wurde in Ihrem Gehirn eine elektrische Spannung hervorgerufen. Auch wenn man sich miteinander unterhält, erzeugt man im Gehirn des anderen elektrische Spannung. Auf diese Weise lassen sich ein paar Orte im Gehirn lokalisieren, die Aufschluss darüber geben, welche Vorgänge an welchen Stellen gesteuert werden. Viele solcher Vorgänge lassen sich bewusst verändern und steuern, doch die wichtigsten Funktionen in uns, wie etwa die Verdauung, der Blutdruck oder die Körpertemperatur, können wir kaum eigenständig direkt regulieren. Diese Abläufe sind selbstregulativ und passen sich der jeweiligen Situation automatisch an. Das geschieht deswegen, weil alle lebenswichtigen Funktionen im Bereich des vegetativen Nervensystems enthalten sind, und dieses befindet sich weiter unten in unserem Gehirn. Alle höheren Funktionen sind tatsächlich auch höher im Gehirn anzutreffen und alle tieferliegenden Steuerungseinheiten lassen sich nicht mehr direkt und willentlich beeinflussen. Doch auch hierauf können wir mit einigem geduldigen Training Einfluss nehmen.

Wir schauen uns nun ein paar Besonderheiten des vegetativen Nervensystems etwas genauer an, unser inneres Energiezentrum. Wenn hier Spannungen auftreten, dann fährt unser inneres System hoch – dann regen wir uns auf, sind auf Flucht oder Kampf eingestellt. Das heißt zum Beispiel, wir sehen etwas, hören etwas, riechen etwas, und unsere Reaktionen darauf müssen oft sehr schnell, direkt und unmittelbar sein. Es ist in uns so angelegt, dass eine solche Wahrnehmung eben nicht erst durch unseren höheren Gedankenapparat wandert und dort bewertet wird, das kommt später, sondern wir registrieren diese Wahrnehmung und stehen schlagartig unter Strom. Dieser Mechanismus ist etwas, das uns sehr stark bindet und fesselt, und deshalb können wir auch nicht vermeiden, dass wir innerhalb weniger Millisekunden innere Aufregung verspüren.

Dieser innere Mechanismus fällt unter den medizinischen Fachbegriff „vegetative Reaktionen". Er hat Auswirkungen auf die Herztätigkeit, die Blutzusammensetzung, die Cholesterinwerte und in hohem Maße auch auf das Immunsystem. Wenn das innere Stresszentrum Energie bekommt, dann schaltet das Immunsystem sehr stark herunter, es schaltet sich sogar fast ab. Wäre dies nicht der Fall, sondern würde es sich gewissermaßen mit aufregen und auch hochfahren, dann würde es uns selbst angreifen. Das kann dann zu Autoimmunerkrankungen und sogar bis hin zum Tod führen.

Das bedeutet auch, dass jede Erkrankung aufgrund ihres psychosomatischen Anteils stressabhängig ist. Wenn dieser vegetative Bereich stärker unter Strom steht, schaltet sich das Immunsystem ab und jede mögliche Erkrankung nimmt einen ungünstigeren Verlauf. Umgekehrt heißt das auch: Wenn wir es schaffen, diesen Bereich zu dämpfen, wird das Immunsystem gestärkt.

Aufgrund dieser für uns faszinierenden Vorgänge wurde weitergeforscht und man hat neuere funktionale Computertomographen entwickelt, die Magnetresonanztomographen, mit denen man das arbeitende Gehirn beobachten und filmen kann. Damit lässt sich dann genauer erkennen, wo sich sehr schnell Spannungen aufbauen und wo nicht. Mit dieser Diagnosemethode ist zum Beispiel vor etwa einigen Jahren bei hyperaktiven Jugendlichen festgestellt worden, dass an einer bestimmten Stelle im Gehirn ein auffallendes Wachstum der Nervenverbindungen untereinander stattgefunden hat – und zwar an der Stelle, wo der rechte Daumen kontrolliert wird. Die Erklärung dafür ist, dass diese Jungen und Mädchen fast ihre gesamte Freizeit mit SMS-Schreiben verbracht und das Handy nicht mehr aus der Hand gelegt haben. Dadurch weisen die Nervenzellen an der Stelle, wo der rechte Daumen kontrolliert wird, ein extremes Verbindungswachstum untereinander auf. Diese Entdeckung war damals fast eine kleine Sensation, weil man bis dahin sehr geprägt war von Vorstellungen aus der Psychoanalyse: Das Kind kommt auf die Welt, es prägt sich, es bekommt seine Ich-Strukturen, und diese haben sich im jungen Erwachsenenalter dann zu einem festen inneren Gerüst entwickelt. Damit ist der Reifungsprozess abgeschlossen und man muss sich mit dem begnügen, was man hat.

Heute weiß man, dass sich Nervenzellen sofort verändern können, gern etwas Neues erleben und sich gern miteinander verbinden. Auf diese Weise funktioniert Lernen, und das ist jederzeit möglich. Es gibt zwar sensible Zeitfenster, das heißt, wenn ich jetzt Japanisch lernen möchte, habe ich damit mehr Probleme als ein achtjähriges Kind, das ebenfalls Japanisch lernt. Ich habe jedoch die Chance, es zu lernen, denn es ist tatsächlich möglich, in jedem Alter etwas neu zu lernen und sich grundlegend und strukturell zu verändern. Das lässt sich schwarz auf weiß, im Falle der bildgebenden Verfahren sogar farbig nachweisen.

Diese überaus positive Information sollten wir tief verinnerlichen: Wir können uns jederzeit verändern! Doch es gibt für diesen wichtigen Vorgang ebenfalls wichtige Einflüsse, die wir kennenlernen sollten.

Unser Aktivitätszentrum, also das vegetative Nervensystem, entscheidet darüber, ob wir innerlich auf 180 hochschalten oder eher entspannt sind, ob wir zum Beispiel in der Meditation eine Chance haben, zur Ruhe zu kommen, oder es schwerer damit haben. Ich vergleiche diesen Bereich gern mit einer inneren Herdplatte, auf der sozusagen unser Gehirn liegt. Wenn die Herdplatte eingeschaltet ist und das Vegetativum köchelt oder kocht, dann ist – im übertragenen Sinne – auch unser Gehirn am Brodeln und wir sitzen da und denken und denken, sind unruhig oder abgelenkt und kommen nicht weiter. Das hindert uns nicht nur an der Befreiung, sondern führt uns auch tiefer in die Anhaftung hinein. Mit einem „kochenden" Vegetativum sind wir nämlich nicht oder nur sehr schwer in der Lage, den starken Strom in unserem Geist zu lenken oder gar zu klären.

Wie wir an dem schon beschriebenen Zusammenhang zwischen Handy und rechtem Daumen gesehen haben, kann alles, was wir regelmäßig wiederholen, dazu führen, dass sich in den entsprechenden Bereichen im Gehirn Nervenzellen stärker miteinander verbinden. Dadurch wird Lernen ermöglicht. Wenn ich zum Beispiel anfange, Klavierspielen zu lernen, und Rechtshänder bin, dann wird meine linke Hand auf meiner anderen, also meiner rechten Gehirnhälfte stärkeres Nervenwachstum produzieren, wodurch auch meine linke Hand bald besser funktionieren wird.

Wenn ich mich aber jeden Tag ärgere oder ärgern lasse, dann stärke ich auch damit die entsprechenden Bereiche, also den Ärger-Anteil in mir, so dass dieser größer wird. Das hat zwar auch etwas mit Lernen zu tun, kann aber zu einem ziemlichen Problem werden.

Um hier mehr Einfluss nehmen zu können, schauen wir uns unsere Energiezentrale nochmals etwas genauer an und entdecken dort im vegetativen Nervensystem zwei unterschiedliche Bereiche:

Der eine ist dafür zuständig, Aktivität und Stress zu erzeugen. Medizinisch ausgedrückt, handelt es sich dabei um den *Sympathikus.* Seine Funktion kann man sich dadurch leicht merken, dass dieser Begriff mit einem S beginnt, so wie Stress.

Leider können wir davon ausgehen, dass dieser Bereich deutlich stärker ausgebildet ist als ein wesentlich kleinerer benachbarter Bereich im vegetativen Nervensystem.

Der ist im Vergleich zum Sympathikus wahrscheinlich halb verkümmert. Es ist der *Parasympathikus.* Seine Funktion kann man sich auch dadurch merken, dass dieser Begriff mit einem P beginnt, so wie Peace; der Parasympathikus ist also unser inneres Friedenszentrum, unser Ruhepol.

Das heißt, wenn der Sympathikus Energie erhält, geschieht das, weil ich entweder von außen Stress erlebe oder weil ich innerlich selbst Stress erzeuge. In solchen Fällen entsteht hier messbar Elektrizität. Wenn wir uns aber gut selbst beruhigen können, weil wir zum Beispiel gelernt haben zu meditieren oder andere heilsame Techniken kennen, um uns zu beruhigen, unseren Geist zu klären, beispielsweise durch die Bauchatmung, werden wir immer ruhiger, in jeder Situation, denn damit schalten wir unseren Parasympathikus an und stimulieren ihn. Das bedeutet praktisch, dass wir durch die Stabilisierung, durch die Förderung und durch das Training des Parasympathikus einen Ausgleich schaffen und die innere Herdplatte besser kontrollieren können.

Mit der Übung 4 „Anleitung zur differenzierteren Selbststeuerung“ können Sie lernen, den Sympathikus und Parasympathikus zu visualisieren.

Später werden Sie insbesondere bei der Übung des *Rumpfdrehens* noch lernen, wie es funktioniert, sich etwas vorzustellen und dadurch tatsächlich messbare Veränderungen herbeizuführen.

Damit wir eine größere Unabhängigkeit von äußeren Reizen erlangen, dürfen wir uns beispielsweise nicht durch irgendeine unachtsame Bemerkung von anderen aus der Fassung bringen und den Sympathikus anknipsen lassen. Dadurch bekommen wir Bluthochdruck, höhere Cholesterinwerte, unsere Magensäure nimmt zu, unsere Muskelspannung steigert sich, wir werden innerlich auf Kampf programmiert. Nur durch eine bloße Bemerkung kann es zu solchen Reaktionen in unserem Körper kommen, und das ist etwas, das mit dem buddhistischen Training, mit Übung und Wiederholung, verändert werden soll. Unsere Emotionen gehören uns, deshalb sind wir auch für sie verantwortlich.

Der erste Ansatzpunkt, der dafür sehr wichtig ist, ist also das vegetative Nervensystem. Der zweite Punkt betrifft unsere Erfahrungen und Erinnerungen. Wir alle bringen sehr unterschiedliche Vorbedingungen mit. Als ich Sie dazu aufforderte, sich Ihr Wohnzimmer vorzustellen, sind dadurch in Ihrem

Hinterkopf, an der Stelle, wo die Bilder verschaltet werden, Erinnerungsmuster entstanden. Würde ich Sie jetzt nach den Höllenqualen fragen, etwa: Wo sitzt denn da Ihre Erinnerung oder welche Erinnerung an Höllenqualen gibt es überhaupt? Was war denn das letzte Mal höllisch schwer oder höllisch schmerzhaft für Sie? Wo liegt denn das Problem, das immer wieder auftaucht? Wie sieht das Problem aus?, könnte es bei manch einem wahrscheinlich regelrechte Feuerwerke im Hinterkopf geben. Mithilfe eines EEG, einer einfachen Messmethode der Gehirnströme, ließe sich genau feststellen, wie stark diese Erinnerung ist.

Heute kann man sogar messen, welche Erinnerungen vorhanden sind. Wenn ich beim EEG-Messen zum Beispiel die Frage nach der Kindheit eines Hilfesuchenden stelle, dann entstehen in seinem Hinterkopf bestimmte Muster, die seine Erfahrungen widerspiegeln. Wenn es in seinem Hinterkopf zu einem wahren Feuerwerk kommt, dann können dort keine angenehmen Erinnerungen an seine Kindheit gespeichert sein. Die uralten Fragen und Erklärungsmuster, ob denn etwas nun körperlich *oder* nur psychisch und demnach „eingebildet“ sei, sind damit eigentlich irrelevant geworden, denn heute lässt sich das wirklich nachmessen. Wenn man Hilfesuchenden auf diesem Wege beweisen kann, dass ihre Erfahrungen beispielsweise in Form von Bildern abgespeichert sind, dass sie sich nicht alles nur einbilden und dass es ein Feuerwerk in ihrem Hinterkopf gibt, wenn sie darüber berichten, dann können sie einen besseren Zugang dazu bekommen.

Diese beiden Bereiche, unser Vegetativum und unsere Erfahrungen und Erinnerungen, sind ganz eng miteinander verbunden. Wenn hier ungelöste Probleme abgespeichert sind, dann habe ich natürlich wesentlich mehr Schwierigkeiten, innere Ruhe zu erzeugen und innere Klarheit herbeizuführen. Vor allem wenn ich Stress habe und mich bedroht fühle, Angst habe oder traurig bin, frage ich mich vielleicht, ob ich das schon irgendwoher kenne, und ich versuche auch, das irgendwie einzuschätzen, um zu wissen, ob es wohl wieder aufhört. Das aber kann ich nur, wenn ich irgendeinen Bezug zu den Erfahrungen und Erinnerungen in meinem Hinterkopf habe. Oft läuft dann ein altbekanntes Raster in mir ab. Die Verbindung zu diesen alten Mustern ist sehr mächtig und bedeutet starke Anhaftung. Der Grad dieser Anhaftung ist umso höher, je mehr Spannung darauf liegt.

Das Ich und die Persönlichkeitsanteile

Es gibt noch einen weiteren sehr wichtigen Bereich, der dieses Kartensystem im Kopf ein bisschen in Frage stellt. Mit *Kartensystem* ist hier die innere Landkarte gemeint, also wo etwas gesteuert wird: Die Bilder werden im Hinterkopf vermittelt, die Sprache auf der linken Seite etwas weiter vorn. Das vegetative Nervensystem sitzt unterhalb des Großhirns am oberen Ende der Wirbelsäule. Eine sehr spannende Frage ist schließlich, wo im Kopf unser Ich-Gefühl lokalisiert ist. Wo leuchtet das Lämpchen auf, wenn wir unsere Person beschreiben oder von unseren Vorlieben sprechen?

Neurowissenschaftliche Untersuchungen haben ergeben, dass es hierfür mehr oder weniger überall Lämpchen gibt, die an den unterschiedlichsten Stellen aufleuchten. Lange konnte man sich das nicht so richtig erklären, und dafür ist es ganz hilfreich, wenn wir zum Beispiel in den buddhistischen Texten nachlesen können, dass das Ich keinen festen Kern hat. Das heißt, Buddhisten haben dies bereits vor 2500 Jahren gewusst und benutzten dafür keine Messgeräte, sondern Introspektion, Selbsterfahrung, ein intensives meditatives Ergründen der eigenen inneren Struktur.

Tatsächlich sind moderne Neurowissenschaftler hier zu einer Deckungsgleichheit mit den Buddhisten gekommen und haben bestätigt, dass es für vieles bestimmte lokale Punkte im Gehirn gibt, doch das Selbstgefühl sei modular, das heißt, es gibt dafür keinen festen einzelnen Punkt, sondern es ist in Module aufgeteilt. Auf eine kurze Formel gebracht: Es gibt keinen festen Persönlichkeitskern.

Ein recht plakatives Beispiel kann dies sehr gut erhellen: Wenn Sie beispielsweise mit Ihrer kleinen Tochter, Enkelin oder Nichte in einem Restaurant sitzen, dann ist in dieser Situation ein Persönlichkeitsanteil in Ihnen aktiviert, den wir den *inneren Vater* oder die *innere Mutter* nennen könnten. In einer solchen Situation sind Sie für das kleine Kind verantwortlich und müssen auf es aufpassen. Dann sind Sie darauf programmiert, besonders vorsichtig zu sein und möglichst gelassen zu bleiben. Solche Programme entstehen deshalb, weil in den vorderen Hirnstrukturen immer die entsprechende Persönlichkeitsblase aktiviert ist.

Wenn das Mädchen Ihnen im Restaurant nun versehentlich Rotwein über den Ärmel Ihres weißen Hemdes kippt und Sie sogar noch gegen das Schienbein tritt, dann werden wohl hoffentlich noch viele von uns einigermaßen gelassen bleiben und das Kind dazu auffordern, doch woanders spielen zu gehen.

Wenn Sie nun aber ohne dieses Kind im Restaurant sitzen, dann ist diese entsprechende Persönlichkeitsblase auch nicht aktiviert, sondern vielleicht irgendein anderer Persönlichkeitsanteil, der mehr auf Vergnügen oder Genuss eingestellt ist.

Stellen Sie sich vor, dass nun nicht mehr das Kind, sondern ein Betrunkener Ihnen Rotwein über den Ärmel schüttet oder Sie vielleicht sogar gegen das Schienbein tritt.

Dann werden Sie wohl sicher nicht sagen: „Geh' doch mal woanders spielen, ist schon in Ordnung, macht nichts", sondern nun schaltet sich eher eine Persönlichkeitsblase an, die man den *inneren Kampfhund* nennen könnte. Wenn dieser kämpferische Anteil in uns angeregt wird, geraten wir unter heftige innere Spannungen, der Sympathikus feuert und wir heizen uns regelrecht auf.

Der jeweils angeregte Persönlichkeitsanteil oder die entsprechende Persönlichkeitsblase entscheidet also über unsere Gedanken, Empfindungen und auch über unsere körperlichen Reaktionen.

Bei diesen Erkenntnissen aus den Neurowissenschaften stößt man auf die Übereinstimmung mit der buddhistischen Weisheit von den verschiedenen Keimen, die in uns schlummern und die in uns aufgehen können, wenn wir sie nähren und füttern. Das sollte uns eigentlich als Anregung dafür dienen, diesen Vorgang mit großer Achtsamkeit zu ergründen. Hier liegen gleichzeitig viele Chancen, aber auch ebenso viele Gefahren, denn als Keime oder Veranlagungen tragen wir sowohl die Persönlichkeitsblasen für Güte und Mitgefühl wie auch die Keime für Mord und Totschlag in uns. Letztere sind bei den meisten von uns vielleicht gar nicht oder nur sehr schwach ausgebildet, aber wer weiß, ob wir unter bestimmten Umständen nicht selbst zum Täter werden würden. Wer könnte das bei sich schon völlig ausschließen?

Schauen wir noch auf ein paar andere Anteile in uns, beispielsweise das Areal für das *innere Kind,* das in der Psychotherapie inzwischen sehr bekannt geworden ist. Das kann sich aber auch ganz profan in der Form ausdrücken, dass ich an einem Schaufenster vorübergehe, dort schöne glitzernde Dinge entdecke, davon wie magisch angezogen werde und sie möglichst auch gleich besitzen möchte.

Dann gibt es noch den *inneren Trauerkloß* oder das *innere Opfer.* Werden diese Persönlichkeitsanteile angeregt, fällt man irgendwie innerlich in sich zusammen und hängt nur noch trüben Gedanken über das Wetter, über missliche Befindlichkeiten oder allgemein über das Alter nach. Alles erscheint irgendwie grau. Noch stärker ausgeprägt ist das beim inneren Opfer, das sich einredet, es im Unterschied zu den anderen nicht zu schaffen und besser gleich aufzugeben, da alles sowieso keinen Zweck hat.

Wut, Trauer und Angst sind die drei großen unheilsamen Emotionen, die uns sehr stark dominieren können. Diese Emotionen sind intensiv mit den dazugehörigen Persönlichkeitsblasen verknüpft: dem inneren Kampfhund, dem inneren Trauerkloß und dem inneren Angsthasen. Auf diese Weise können sich zum Teil relativ stabile Geisteszustände herausbilden.

Ähnlich wie bei unseren Reaktionen des Sympathikus und bei unseren Erfahrungen im Hinterkopf können wir uns natürlich fragen, wie intensiv diese Anteile von außen gefüttert wurden oder wie intensiv wir sie selbst gefüttert haben. Zwar stressen auch der Partner oder der Nachbar, aber oft stresst man sich selbst, weil man sich selbst unter Druck setzt.

Wahrscheinlich besitzt jeder von uns nahezu unbegrenzt viele Persönlichkeitsanteile, die Liste wäre sehr lang. Zumindest ein weiterer soll hier noch vorgestellt werden, weil er viele von uns immer wieder heimsucht. Diesen könnte man als den *inneren Oberlehrer* bezeichnen, der ständig kommentiert und kritisiert, der uns keine Ruhe gönnt und unaufhörlich antreibt. Der Körper signalisiert vielleicht, dass er dringend einmal eine Pause braucht, kann sich aber nicht oder nur schwer gegen die Stimme des inneren Oberlehrers behaupten: „Jetzt eine Pause? Auf gar keinen Fall! Es gibt doch noch so viel zu tun. Zuerst die Arbeit und dann …" Der innere Oberlehrer geht auch mit unseren Mitmenschen nicht zimperlich um und glaubt, alles besser zu wissen.

Solche Stimmen in uns kennen wir alle. Das sind unsere inneren unheilsamen Anteile, die, wenn wir es zulassen, aufblühen würden wie Disteln oder alles überwuchern würden wie Efeu. Bildhaft gesprochen, kann sich die Negativität in Form von unheilsamen Persönlichkeitsblasen wirklich wie ein Geschwür in unserem Großhirn ausdehnen. Wäre eine Nervenzelle so groß wie ein Mensch, dann verfügten wir ungefähr über 1000 bis 10.000 Arme, und jeder Arm wäre 500 Meter lang und dabei so dünn wie ein Haar. Jeder dieser Arme hätte wiederum Tausende von kleinen Händen, die überall intensiv nach Kontakt suchen. Unsere Nervenzellen könnten wir fast als kontaktsüchtig beschreiben.

Dieses Potential unserer Nervenzellen, Kontakte zu suchen und lernen zu wollen, können wir positiv für uns nutzen, indem wir zum Beispiel regelmäßig heilsame Übungen praktizieren. Wenn wir nicht achtsam sind, wenn wir scheinbar ohne unser Zutun in bestimmte Situationen hineingeraten oder uns selbst in Situationen hineinbringen, in denen unheilsame Aspekte aktiviert werden, dann wachsen eben solche negativen Anteile in uns. Das ist zum Beispiel auch eine Erklärung dafür, warum etwa Süchte so schwer zu therapieren sind. Wenn Spannungen auftreten und wir merken, dass wir unruhig oder nervös werden, schalten wir vielleicht das innere Kind ein mit der Ansage, jetzt unbedingt etwas Süßes essen zu müssen, oder es meldet sich der innere Raucher, der innere Drogensüchtige. Durch Wiederholung werden diese Nervenverbindungen zu den jeweiligen Mustern verstärkt und zu oft befahrenen *Nervenautobahnen.*

Es mag in uns auch noch einen Persönlichkeitsanteil geben, den wir den *inneren Weisen* nennen könnten. Von ihm bekommen wir dann vielleicht die Aufforderung, einen Gang herunterzuschalten, durchzuatmen und uns zu entspannen. Wenn wir jedoch nervös oder aufgeregt sind, dann sind wir mit Hochgeschwindigkeit auf der Nervenautobahn unterwegs – und damit auf genau dem Weg und genau dahin, wohin wir sowieso immer unterwegs sind. Eigentlich würden wir ja gern eine Abfahrt wählen und es gibt vielleicht sogar schon einen kleinen Trampelpfad dorthin, doch dieser hat große Konkurrenz: nämlich die alten Nervenautobahnen zu den immer gleichen Reaktionen in unseren alten Persönlichkeitsblasen.

Wie Unwissenheit sich verstärkt

Die verschiedenen Ebenen und Facetten unserer Unwissenheit sind äußerst vielfältig, die grundlegende Form von Unwissenheit hat mit unserem Ego zu tun und beruht darauf, an die Identität eines von anderen getrennten Ich oder Selbst zu glauben und auf dieser Basis zu agieren. Dies resultiert in einer fehlerhaften Wahrnehmung der Realität, denn unserer Erkenntnisfähigkeit über unsere eigene Natur und unsere Umwelt sind dadurch Grenzen gesetzt.

Das auch von den Neurowissenschaften konstatierte Fehlen eines Ich-Kerns im menschlichen Gehirn steht in einem engen inneren Bezug zur Ausbildung unserer verschiedenen Persönlichkeitsanteile. Die von uns am häufigsten genutzten Nervenautobahnen zu den damit ebenfalls am häufigsten aktivierten Persönlichkeitsblasen werden immer weiter verstärkt und scheinen uns dann zu suggerieren, dass wir nun einmal so sind, wie wir sind. Die feste Verbindung beispielsweise zum inneren Angsthasen macht uns glauben, wir seien eben einfach ein solcher Angsthase. Auf diese Weise schaffen die Nervenverbindungen Identifikationen, die uns ein bestimmtes Bild von uns selbst liefern. Zudem erzeugen sie spezifische Suchmuster in uns, die nur nach ängstlichen Erfahrungen und Erinnerungen forschen. Dann erinnern wir uns natürlich und durch diesen Prozess verstärkt sich das Bild von uns als einem ängstlichen Menschen weiter.

In der Folge festigt sich mit jeder weiteren Wiederholung ein eigentlich dynamischer und flexibler Vorgang. Hier geht ein Lernprozess in uns in die falsche Richtung und erzeugt tiefsitzende und vielfältige Ausdrucksformen von Unwissenheit. Wollen wir diese Prozesse genauer ergründen und vielleicht auch beeinflussen, so bedeutet dies, zum Beispiel zu verstehen, wie sich diese inneren Abläufe verändern lassen. Dies kann auch ein wesentlicher Schritt zur Verminderung der Unwissenheit über uns selbst sein.

Wie Anhaftung entsteht und sich auswirkt

Wenn unsere Persönlichkeitsblasen wachsen und sich immer weiter ausdehnen, bedeutet dies auch immer größere Anhaftung und lässt uns keine Freiheit mehr. Auch hier gilt: Je häufiger ich etwas wiederhole, desto mehr engt es mich ein.

Wir haben bisher die Verbindung zwischen unserem tiefer unten angesiedelten vegetativen Nervensystem als Energiezentrale und unseren Erinnerungsbildern im Hinterkopf sowie die Verbindung zwischen dem vegetativen Nervensystem und unseren vorn im Kopf angelegten Persönlichkeitsblasen beschrieben. Vom tiefer unten angesiedelten vegetativen Nervensystem verläuft demnach in V-Form eine Verbindung nach hinten in den Hinterkopf und nach vorn in Richtung der Stirn.

Eine weitere Verbindung fehlt noch: Wenn eine bestimmte Persönlichkeitsblase erst einmal aktiviert ist, dann sucht sie sich eigenständig entsprechende Erfahrungen bei den im Hinterkopf gespeicherten Bildern:

- Die Kampfhund-Blase sucht nach vergangenen ärgerlichen Erfahrungen,
- die Trauer-Blase sucht nach vergangenen traurigen Erfahrungen,
- die Angst-Blase sucht nach vergangenen angstbesetzten Erfahrungen – und sie werden alle fündig.

Die jeweilige Persönlichkeitsblase ist dann fest mit der entsprechenden Erinnerung und Erfahrung verbunden und ebenso mit dem vegetativen Nervensystem, insbesondere mit dem Sympathikus, unserem Stresszentrum. Auf diese Weise schließt sich der „Kreis“, man könnte sogar von einem inneren Teufelskreis sprechen. Da diese Formation jedoch nicht unbedingt kreisförmig ist, sondern drei Bereiche in uns verbindet, kann sie auch recht gut als *inneres Bermudadreieck* bezeichnet werden. Ähnlich wie bei dem Bermudadreieck in der Karibik ist auch hier einiges verschollen gegangen und „ruht“ im Verborgenen. Wir alle haben wahrscheinlich ein solches Dreieck – genau genommen sogar eine Vielzahl davon – und sind in dieser Dynamik, in unserem Zorn, unserer Trauer oder unserer Angst gefangen.

Das Bild der Nervenautobahnen und der diversen Bermudadreiecke in unserem Kopf bietet eine perfekte Erklärung für das, was im Buddhismus unter Anhaftung verstanden wird. Die Anhaftung an unsere Gewohnheitsmuster, an unsere Vorstellungen und festen Meinungen ist ein großes Feld für eigentlich unnötiges und vermeidbares Leiden in all seinen Facetten. Wenn wir gedanklich auf einer dieser Nervenautobahnen unterwegs sind oder in einem dieser Bermudadreiecke gefangen sind, dann gibt es kein rechts und kein links mehr, sondern nur noch die Gewissheit, das alles schon aus der Vergangenheit zu kennen und bei der Beurteilung dessen im Recht zu sein.

Das bedeutet folglich auch, dass es kaum möglich sein dürfte, schnelle Auswege oder Alternativen zu wählen. Das hohe buddhistische Ziel, den Weg in die Befreiung zu gehen, ist somit natürlich auch in noch weitere Ferne gerückt. Viele Menschen, die in die Therapie kommen und Yoga praktiziert oder meditiert haben, merkten ab einem gewissen Punkt, dass es nach einigen Anfangserfolgen einfach nicht mehr voranging. Dann können oft Bilder wie das eben beschriebene hilfreich sein, um zu realisieren, woran wir eigentlich festhalten und was genau im Kopf passiert, wenn wir anhaften, in welcher Weise wir anhaften und wie sich daraus die ersten Veränderungen ergeben können.

Wie Widerstand entsteht und sich auswirkt

Wenn wir anhaften, gehen damit unwillkürlich auch Widerstände gegen Alternativen einher. Dabei beobachten wir oft sehr anstrengende Wechselbäder, denn zum einen entwickeln sich immer wieder starke Selbstschutzimpulse. Wir merken das, wenn sich Widerstand gegen eine Infragestellung des eigenen Seins regt. Gleichzeitig bemerken wir bei uns aber auch diese nagende und bohrende Selbstkritik, die selbstquälerisch in Form von Grübelattacken wirksam ist.

In der Psychologie gehört Widerstand zu den Abwehrfunktionen und diese sind wiederum ein Teil unserer Ich-Funktionen, also der höheren geistigen Fähigkeiten. Trotzdem können wir unsere Widerstände auch oft vollkommen unbewusst ausagieren.

Wir Erwachsenen haben in der Regel größere Widerstände als kleine Kinder und auch mehr Tricks und Techniken, um unseren Widerstand auszuagieren. Das ist in der Regel gut. Wenn wir uns beispielsweise geschwächt fühlen, haben wir ein ganzes Arsenal an Möglichkeiten, wie wir uns durch Widerstände stabilisieren können. Wenn sich diese Widerstände aber verfestigen, wenn die ursprünglichen Schutzmauern zu Gefängnismauern geworden sind, weiß man, wie sich ein solches inneres Mausoleum anfühlt. Dann bedeuten Widerstände, dass unser Handlungsspielraum, unsere Freiheiten sich drastisch reduziert haben.

Das Wesen von Widerständen hat Wilhelm Reich in seinem Buch *Charakteranalyse* sehr eindrücklich beschrieben. Er ist der Pionier für den westlichen Zugang zu psychischen Widerständen. Anna Freud hat in seinem Seminar gesessen und fleißig mitgeschrieben. Dann scheint Wilhelm Reich erkrankt zu sein – es ranken sich viele Gerüchte um das, was damals passiert ist. Anna Freud hat dann ihr Buch *Das Ich und die Abwehrmechanismen* herausgebracht und ist dadurch berühmt geworden. Es ist ein Handbuch für Psychologen über alle möglichen Arten von Abwehrmechanismen. Zu den bekanntesten von ihnen gehören Verdrängung, Verleugnung und Projektion. Bei allen handelt es sich um Techniken, um sich selbst zu schützen und zu dokumentieren: „Ich nicht – aber vielleicht du!"

Widerstände sind einerseits eine Hilfe zum Selbstschutz, andererseits aber auch eine Quelle für Leiden. Westliche Analytiker haben Widerstände erst 2500 Jahre, nachdem Buddha diese als eine zentrale Ursache für Leiden identifiziert hat, kritisch beleuchtet. Widerstand heißt natürlich auch, die Dinge nicht so akzeptieren zu können, wie sie sind. Das ist sowohl naiv als auch eine Art von Idealismus, der darauf hinweist, dass wir uns eine perfekte Welt wünschen, die es nie geben kann. Wir setzen dem allgemeinen Fluss des Lebens ständig Widerstände entgegen. Wenn Sie zum Beispiel meditieren möchten, was wäre dann, wenn Bauarbeiter nebenan lautstark hämmern oder meißeln würden? Oder wenn andere Geräusche Ihre Ruhe stören, Verkehrslärm zum Beispiel oder Kindergeschrei? Nicht wenige Menschen reagieren schon darauf, wenn sie sich ausruhen oder meditieren möchten und das laute Ticken eines Weckers zu hören ist.

Wenn ich konzentriert arbeite, etwas lesen will und es tickt ein Wecker „total laut", wie gehe ich damit um? Ich erinnere mich an eine Standuhr im Schlafzimmer meiner Großeltern, die jede Viertelstunde einmal, jede halbe Stunde zweimal geschlagen hat, und zur vollen Stunde gab es dann einen Gong pro Stunde. Da habe ich mich schon damals gefragt, wie man bei diesem Lärm wohl schlafen könne. Sehr empfindlich reagiere ich auch immer schon auf Hundegebell und Hahnengeschrei, beides hat für mich eine Alarmfunktion. Nun hat sich mein Nachbar einen Hahn zugelegt, der morgens um vier bei Sonnenaufgang aus Leibeskräften zu krähen beginnt, so dass ich jedes Mal senkrecht im Bett sitze. Hier regt sich dann deutlicher Widerstand.

Gleichzeitig fällt mir in diesem Zusammenhang aber auch ein, dass ich in der buddhistischen Literatur den Satz gelesen habe: „Nicht die Umwelt stört dich, du störst die Umwelt." Das heißt also, nicht die Dinge, nicht die Geräusche stören mich, ich störe die Geräusche. Das würde auch heißen, dass ich die Standuhr gestört habe und vor allem, dass nicht der Hahn mich, sondern ich den Hahn störe. Interessant, diese buddhistische Sichtweise, nicht wahr?

Dieses Prinzip ist natürlich auf alles übertragbar. Es würde letztlich auch heißen, wenn mich jemand kritisiert, dass eigentlich ich ihn damit störe, nicht er mich. Oder wenn ich mich über jemanden aufrege, dann stört nicht er mich, sondern ich störe ihn. Als kleine Hilfe zur Lösung dieses buddhistischen Rätsels können wir uns das Bild von einem Fluss vorstellen, in dem ein Backstein liegt. Wenn ein solcher Stein in einem Flusslauf liegt, erzeugt er Turbulenzen. Der Stein, wir also entwickeln unsere Widerstände im Fluss des Lebens und oft auch gegen diesen. Wir alle stecken im Fluss des Lebens, und der Hahn, auch der kräht eben im Fluss des Lebens. Hähne krähen, das ist deren Natur.

Es ist natürlich nicht möglich und auch nicht unbedingt angeraten, sozusagen stromlinienförmig zu werden und dem Fluss des Lebens nichts mehr an Reaktion entgegenzusetzen. Ich kann selbstkritisch in jede Situation hineinleuchten und die Frage nach den Turbulenzen stellen, die ich selbst erzeuge, und auch die Frage, ob sie eigentlich zwingend notwendig sind. Wenn ich eine Überreaktion bei mir selbst erlebe, dann hat das oft damit zu tun, dass ich mich innerlich aufgeregt und den Sympathikus hochgefahren habe, mit allen körperlichen Begleiterscheinungen, die dazugehören; dass ich deswegen auch unruhig bin und bereits viele schwierige Erfahrungen angedockt haben. Wenn dann auch noch der Hahn kräht oder zusätzlich noch irgendetwas im Strom des Lebens passiert, dann wirkt das wie der berühmte letzte Tropfen.

Das eben Geschilderte ist eine typische Variante von Widerstand – Widerstand, den wir selbst kultivieren und durch ständiges Wiederholen verstärken. Diese Information sollte wirklich verstanden werden: *Alles, was du wiederholst, stärkt sich in dir.* Vielleicht gibt es oft gute Gründe dafür, Nein zu sagen, aber wenn wir das zu oft tun, dann wird aus einem Verhalten eine Haltung. Wir entwickeln generell eine widerständige Haltung dem Leben gegenüber. Das spüren wir oft erst recht spät, doch nicht selten merkt unser Umfeld das schneller.

Um das alles etwas besser einordnen und in größeren Zusammenhängen sehen zu können, ist Buddhas Lehre von den Vier Edlen Wahrheiten noch durch zwei weitere und sehr wesentliche Aspekte vervollständigt worden. Der erste Aspekt ist die *Weisheit des Mittleren Weges,* was bedeutet: bitte möglichst immer in der Mitte bleiben, auch mit den Widerständen, nicht in die Extreme gehen. Manchmal mag es zwar wichtig sein, Widerstand zu zeigen, also das weise Schwert des Mitgefühls zu nutzen und bestimmte Dinge nicht mitzumachen oder sich sogar dagegenzustellen. Das ist ein Widerstand, der aus Sicht des Mittleren Weges heilsam und richtig ist.

Hier sollten wir Widerstand zeigen, aber nicht widerständig sein, ein widerständiges Verhalten nutzen, aber keine widerständige Haltung kultivieren. In manchen anderen Situationen ist es natürlich wichtig, sich ganz auf etwas einzulassen und loszulassen, keinen Widerstand zu üben, sondern voll dabei zu sein.

Der andere Aspekt, der noch hinzugekommen ist, bezieht sich darauf, die Erkenntnisse dafür zu nutzen, um *im Hier und Jetzt* sich selbst und anderen zu helfen. Das ist mit der Praxis von Achtsamkeit verbunden, und das ist auch das Thema des nächsten Kapitels.

Die Achtsamkeit auf das Hier und Jetzt

Die Aufforderung zur Konzentration auf das Hier und Jetzt bedeutet: nicht in der Zukunft und auch nicht in der Vergangenheit, sondern genau jetzt. Wir selbst sind ja auf der physischen Ebene immer nur im Hier und Jetzt. Wenn etwas passiert, dann passiert es genau jetzt.

Auf der psychischen Ebene sieht das oft anders aus. Unser Verstand kann mit diesem Hier und Jetzt nur sehr wenig anfangen, weil das etwas ist, was ihm entgegenwirkt. Wenn der Verstand arbeitet, produziert er Zeit. Wenn wir nachdenken, dann denken wir die meiste Zeit über Dinge nach, die bereits passiert sind, oder mögliche Dinge, die vielleicht noch kommen werden – oder auch nicht. Über das nachzudenken, das zu erspüren, was jetzt gerade, in diesem Augenblick passiert, macht der Verstand relativ selten. Die meisten Inhalte des Verstandes sind zudem zirkulär, das heißt, man durchdenkt etwas immer wieder und wieder. Man könnte von der Pestilenz des Grübelns sprechen; für die Buddhistische Psychotherapie gilt dieses Symptom, unter dem wir wohl alle leiden, als Vorstufe für die „unbenannte Krankheit", unter der wir auch alle ohne Ausnahme leiden: das Symptom, mit dem offenbar unbewusst ablaufenden Denken nicht aufhören zu können.

Würden wir den Verstand funktional einsetzen, könnte er eine große Hilfe für uns sein, doch ebenso wie unser Herz unermüdlich schlägt, produziert unser Verstand unablässig Gedanken. Das entzieht sich meist unserer bewussten

Kontrolle und geschieht irgendwie selbsttätig und ungefiltert. Der Verstand liebt die Unterhaltung und hasst oder fürchtet sogar die Stille, glaubt alles kommentieren zu müssen, stellt ständig Vergleiche an und gibt Bewertungen ab. Nur das wenigste Material ist nutzbar für uns, der Großteil davon besteht aus Wiederholungschleifen und Grübeleien, einem pausenlosen inneren Monolog und gedanklichen Reisen in die Vergangenheit oder Zukunft.

In der Weisheit vom Hier und Jetzt ist auch die Botschaft enthalten, den Verstand einmal anzuhalten und sich auf das zu konzentrieren, was gerade jetzt, gerade hier ist. Ebenso wie unser Herz unermüdlich pumpt und pumpt, Tag und Nacht, so arbeitet auch unser Verstand permanent, Tag und Nacht, er kennt auch keine Nachtruhe. Höchstens zehn bis zwanzig Minuten Tiefschlaf, in dem wir wie tot in tiefer Unbewusstheit daliegen, danach ist es mit der Ruhe schon wieder vorbei. An einem Tag mit 24 Stunden ist unser Gedankenapparat nur zehn, zwanzig Minuten still, ungefähr 23 Stunden und 40 oder 50 Minuten sind wir aktiv, oder genauer: Das Ding hier oben in unserem Kopf ist aktiv, und das auch in einem anderen Bewusstseinszustand in der Nacht. Tagsüber wechseln die verschiedenen Bewusstseinszustände unmerklich. Wir glauben zwar immer, dass wir dann irgendwie wach sind, doch meistens wechseln wir nur von einem Dämmerzustand in den nächsten – wenn wir nicht gleich den gesamten Aufmerksamkeitsbereich überspringen und direkt im Überforderungsstress landen.

Unseren Automatismus unterbrechen und die Zeit anhalten

Es ist notwendig, diesen Dämmerzustand zu erkennen, um daraus zu erwachen. Solche Bewusstseinszustände haben mit unseren inneren Nervenautobahnen und Bermudadreiecken zu tun. Damit ist auch ein weiterer Bereich unserer Anhaftungen und Unfreiheiten angesprochen. Dass diese Autobahnen und Dreiecke sich entwickeln können, ist durch unsere Natur vorgegeben. Letztlich handelt es sich dabei um Automatismen, die uns die Arbeit abnehmen und uns helfen, damit wir uns im Tagesgeschehen nicht ständig bei allem, was wir tun, wieder neu konzentrieren müssen. Wir lernen einmal etwas und können es nach einer Weile dann einfach abspulen. Dieses Prinzip funktioniert sogar bei anspruchsvollen Tätigkeiten.

Anfangs mussten wir uns wahrscheinlich sehr darauf konzentrieren, um das Autofahren zu erlernen. Heute setzen wir uns ans Steuer und alles läuft vollkommen automatisch ab. Einerseits ist das zwar hilfreich, es hat jedoch auch sehr bedeutsame Konsequenzen, denn wir wechseln einfach nur noch zwischen den eingefahrenen Automatismen und wachen gar nicht mehr daraus auf.

Wir wechseln vom Aufwach-Automatismus am Morgen zum Frühstücks-Automatismus, zum Arbeits-Automatismus, zum Feierabend-Automatismus, zum Pausen-Automatismus, zum Fernseh-Automatismus, zum Kommunikations-Automatismus, zum Spaziergeh-Automatismus, zum Urlaubs-Automatismus und immer so weiter, von einem Automatismus zum nächsten, von einem Autopiloten zum anderen. Im Laufe des Tages findet ein häufiger Wechsel zwischen diesen persönlichen Programmen oder Automatismen statt, und wenn etwas Unerwartetes passiert, greift der Verstand ein und versucht blitzschnell, dafür einen neuen Automatismus, ein verlässliches Programm zu erschaffen.

Haben Sie auch irgendwie den Eindruck, dass die Zeit so schnell vergeht? Auf die Frage, warum das so ist, gibt es tatsächlich eine Antwort: Das liegt an unseren vielen Automatismen, an unserem Leben auf diesen Nervenautobahnen. Je mehr Nervenautobahnen, desto schneller läuft dieser Zeitraffer-Effekt ab.

Deshalb ist es so wichtig, die Zeit auch einmal anzuhalten, die innere Stopp-Taste zu drücken und auf genau diesen gegenwärtigen Augenblick, auf das Hier und Jetzt zu achten. Dabei hilft es oft, wenn wir unseren Körper und unsere Sinne zu Hilfe holen und uns solche Fragen stellen wie:

- Was sehe ich jetzt?
- Was höre ich jetzt?
- Was rieche ich jetzt?
- Was fühle ich jetzt?
- Was schmecke ich jetzt?
- Was denke ich jetzt?

Mikropausen

Auch regelmäßige Mikropausen können unsere Automatismen durchbrechen. Hierfür nutzen Sie verschiedene Erinnerungshilfen, wie zum Beispiel Erinnerungsfunktionen im Handy oder Computer ebenso wie Erinnerungsbilder und Memozettel oder auch speziellen Schmuck und andere Gegenstände, die gewissermaßen den Charakter einer Aufforderung oder eines Appells für Sie besitzen. Durch die regelmäßige Wahrnehmung dieser Erinnerungshilfen werden Sie dazu angehalten, eine Mikropause einzulegen: Sie setzen sich bewusst gerade hin, richten sich kurz auf, lassen die Schultern fallen und atmen entspannt; dafür nutzen Sie die Bauchatmung, die auf Seite 95 beschrieben ist. Vielleicht lächeln Sie auch dabei, denn nach den Worten des vietnamesischen Zen-Meisters Thich Nhat Hanh ist Lächeln nicht nur eine emotionale Reaktion, sondern es ist eine Übung, zu lächeln und darauf zu achten, was im Kopf passiert, wenn wir lächeln.

Diese Mikropausen können Sie jederzeit und fast überall durchführen. Wenn Sie diese scheinbar simple Übung regelmäßig mehrmals täglich praktizieren, werden Sie am Abend einen deutlich geringeren Stressmittelwert verbuchen können.

Eine kurze Anleitung finden Sie als Übung 10 „Mikropausen" auf der beiliegenden CD.

Die innere Stopp-Taste drücken

Weiterhin können Sie gezielt die innere Stopp-Taste drücken. Wer eine starke Neigung zu Automatismen bei sich bemerkt, sollte im Laufe des Tages möglichst häufig mit seiner inneren Stimme STOPP sagen und dann sofort still für sich aufzählen, was er hier und jetzt gerade empfindet und wahrnimmt. Immer wieder, wenn Sie feststellen, dass Sie einem Gedanken oder einer Emotion nachhängen oder nur noch mechanisch reagieren, drücken Sie auf die Stopp-Taste. Besonders gut lässt sich das auch in der Meditation üben, weil hier günstigere Bedingungen für die Entwicklung von Ruhe und Klarheit vorhanden sind als mitten im Alltagsgeschehen. Das bei dieser Übung Gelernte kann dann in aktiveren Phasen abgerufen und eingesetzt werden. Der Einbau einer solchen inneren Stopp-Taste ist eine sehr wichtige Maßnahme, denn im Umgang mit unserem permanenten Gedankenfluss lernen wir, generell jeden Gedanken einfach weiterziehen zu lassen.

Die Gastgeber-Meditation

Um die Gedanken weiterziehen zu lassen und vor allem nicht daran anzuklammern, können wir eine sehr hilfreiche Technik anwenden; die Gastgeber-Meditation. Vor allem zu Beginn unserer Meditationspraxis machen viele von uns die Erfahrung, dass alle möglichen Gedanken auf uns einströmen. Wir haben sogar den Eindruck, dass die Gedanken zugenommen haben, was allerdings daher rührt, dass wir nun unsere Aufmerksamkeit darauf lenken. Auf jeden Fall werden wir sofort damit konfrontiert, dass eine Meditation alles andere als ruhig und entspannend ist.

Trotzdem sollten Sie jeden Versuch vermeiden, die eintretenden Gedanken zu unterdrücken, denn das klappt ohnehin nicht. Viel besser ist es da schon, wenn Sie die *Gastgeber-Meditation* praktizieren: Wie ein aufmerksamer Gastgeber begrüßen Sie jeden Gast-Gedanken, halten sich aber nicht länger mit ihm auf, sondern achten vielmehr darauf, welche weiteren Gedanken-Gäste nach ihm noch eintreffen. Sie geben Ihm eine Nummer, du bist Gast-Gedanke Nummer 7, und dann bitten Sie ihn, dass er weitergeht. Aha, da kommt ja auch bereits schon der nächste Gast-Gedanke, das ist Nummer 8. Sie konzentrieren sich dabei nicht auf den Gast-Gedanken, sondern gewissermaßen auf die Tür, woher der Gast-Gedanke gekommen ist. Wenn Sie möchten, können Sie diesen Vorgang kreativ gestalten. Sie können sich beispielsweise auch vorstellen, dass

Sie an einem Bachlauf sitzen und jeder Gedanke auf einem Blatt ankommt, das auf dem Wasser heruntertreibt. So entsteht eine fließende Eigendynamik, die das Anhaften an einen bestimmten Gast-Gedanken erschwert, wenn nicht verhindert, und Sie ganz im Hier und Jetzt verweilen lässt.

Das Heilige Innehalten

Eine sehr gut im Alltag umsetzbare Übung, die mit der Übung der inneren Stopp-Taste verwandt ist und sehr nachdrücklich im Hier und Jetzt verankert, ist das Heilige Innehalten. Anfangs setzen Sie sich dafür ein Zeitlimit. Zum Beispiel entschleunigen Sie während der nächsten Stunde jeden auftretenden Impuls, bremsen ihn sozusagen ein, indem Sie ihn einen Atemzug lang unterbrechen. Damit soll eine innere Pausentaste entwickelt und eingerichtet werden.

Die jeweiligen Impulse können sowohl von innen als auch von außen kommen. Normalerweise wollen Sie zum Beispiel jetzt sofort aufstehen oder nach etwas greifen, schnell auf etwas antworten oder reagieren. Nun aber halten Sie in jedem Falle für die Dauer eines Atemzugs kurz inne, atmen ein- oder zweimal entspannt durch … und fahren erst dann mit der Umsetzung dieses Impulses fort.

Nehmen Sie also zuerst einmal einen entspannten Atemzug und stehen Sie erst dann auf. Wenn Sie am Tisch nach der Teetasse greifen wollen, tun Sie das erst, nachdem Sie vorher einen Atemzug lang innegehalten haben. Das Gleiche gilt auch, wenn der Impuls von außen kommt, zum Beispiel in Form einer Nachfrage oder einer Aufforderung. Wenn jemand Sie etwas fragt, nehmen Sie bewusst einen freundlichen Atemzug und antworten erst dann.

Je nach den Erfahrungen, die Sie damit machen, können Sie den Zeitrahmen dann weiter ausdehnen. Diese Übung ist – wie alle anderen auch – als eine Art Selbstexperiment gedacht, damit wir persönliche Erfahrungen sammeln können, bevor wir uns ein Urteil über etwas bilden, damit wir Neues und Unbekanntes nicht gleich von uns weisen und uns dadurch bereits im Vorfeld selbst um manch eine lohnenswerte Möglichkeit bringen könnten.

Im Hier und Jetzt lässt sich schlecht grübeln

Die Achtsamkeit auf den Augenblick, die Verankerung im Hier und Jetzt, ist eine sehr wirkungsvolle Technik zur Geistesschulung, die insbesondere auch gegen unfruchtbare Grübeleien hilft. Außer den Auswirkungen auf die geistige Präsenz kann das Grübeln auch eine Reihe von psychovegetativen Störungen wie Nervosität, erhöhten Blutdruck und Schlafprobleme auslösen, denn dadurch wird der aktivierende Teil des vegetativen Nervensystems, der Sympathikus, angeregt. Wir brauchen also wiederum wirksame Techniken, wie vor allem die beruhigende Meditationspraxis, die unseren Ruhepol, den Parasympathikus, stärken. Eine grüblerische Verstandesaktivität kommt von einem unerzogenen Verstand. Wir müssen daher lernen, unseren Verstand zu erziehen. Wenn wir Kontakt zu unserem Persönlichkeitsanteil des inneren Grüblers aufnehmen, sind wir nicht mehr voll mit ihm identifiziert, da wir den inneren Beobachter dazwischengeschaltet haben.

Stimmt denn die Aussage: *Im Hier und Jetzt lässt sich schlecht grübeln?* Ja, sie stimmt deshalb, weil wir wahrscheinlich nur äußerst selten über das grübeln, was gerade jetzt in diesem Augenblick geschieht. Normalerweise grübeln wir nämlich über vergangene oder zukünftige Ereignisse. Wir zerstreuen uns also beim Grübeln in der Zeit, bis nur noch Sorgen übrig bleiben. Also stoppen wir das, drücken wir die innere Stopp-Taste, wie wir es bereits gelernt haben.

Grübelimpulse können sich leicht zu Grübelzwängen und regelrechten Grübelattacken auswachsen. Hierfür gibt es gezielte Antigrübel-Übungen, die im Rahmen der Buddhistischen Psychotherapie sowohl zu Hause als auch im Einzelkontakt oder im Rahmen einer Gruppensitzung durchgeführt werden können.

Zeit zum Grübeln festlegen

Legen Sie eine regelmäßige kurze Zeit fest, die ganz dem Grübeln vorbehalten ist. In der Regel bestimmen unsere unbewussten grüblerischen Neigungen den Zeitpunkt, wann sie uns überfallen. Meist sind das Zeiten, in denen wir eigentlich etwas Ruhe hätten. Die bewusste Entscheidung, selbst wieder die Kontrolle zu übernehmen, ist daher ein entscheidender Schritt, um der Neigung zum Grübeln etwas entgegenzusetzen. Ein ganz typischer Zeitpunkt, wenn uns die Grübelzwänge heimsuchen, sind die Abendstunden, wenn die ungezählten Aktivitäten und Ablenkungen des Tages von Natur aus nachlassen.

Überlegen Sie sich, wann Sie in Ihrem Tagesablauf am besten 5 bis 10 Minuten Zeit für sich einplanen können, und verwenden Sie diese Zeit regelmäßig nur zum Grübeln. Dafür legen Sie sich ein spezielles Grübelbuch zu, in das Sie Ihre Gedanken eintragen. Achten Sie darauf, die vorher festgesetzte Zeitspanne nicht zu überschreiten, klappen dann Ihr Grübelbuch zu und legen es an einen Platz, an dem Sie es nicht immer sehen. Das werden Sie ein paarmal wiederholen müssen.

Damit sollte dann das Grübeln für diesen Tag beendet sein. Wenn außerhalb dieser festgelegten Zeit trotzdem grüblerische Gedanken auftauchen, nutzen Sie die antrainierte Stopp-Taste, denken an das Grübelbuch und machen sich klar, dass jetzt nicht der rechte Zeitpunkt zum Grübeln ist. Wenn Sie das eine Weile trainieren, dann werden Sie Ihre Möglichkeiten zu einer stärkeren Einflussnahme deutlich spüren und das Grübeln immer mehr kontrollieren können – und nicht umgekehrt.

Alle Fenster schließen

Um die Impulse zum Grübeln in uns nicht noch stärker werden zu lassen, sondern ihnen Energie zu entziehen, ist es auch wichtig, generell den Input zu drosseln. Normalerweise sind wir täglich unzähligen Impulsen, Informationen, Geräuschen, Lärm, Anforderungen und vielem mehr ausgesetzt. Fatalerweise sind wir daran schon so gewöhnt, dass wir in Zeiten, in denen dieser Strom sich vermindert, selbst nachhelfen und für Aufregung und Action sorgen. Diese Dynamik führt im vegetativen Nervensystem zu einer Dauerbeanspruchung unseres Sympathikus. Unser Stresszentrum wird also ständig gefüttert. Das erhöht viele mögliche Risiken – auch die des Grübelns.

Probieren Sie es doch einmal und gewöhnen Sie sich an, für eine Weile alle Fenster zu schließen. Führen Sie ein festgelegtes tägliches Zeitfenster ein, um den Input von außen so weit wie möglich zurückzufahren. Dafür werden Telefon und Handy ausgeschaltet. Sie sind nicht erreichbar, sind mal eben weg, Fernseher, Radio und Musikanlage werden ausgestellt, auch Zeitschriften und Bücher beiseitegelegt.

Das wirkt ausgesprochen ungewohnt. Wie wird sich das wohl anfühlen? Welche Erfahrungen machen Sie dabei? Wie lange können Sie das überhaupt aushalten?

Sollte die Ruhe zu schmerzhaft für Sie werden, dürfen Sie es nicht zu weit treiben. Folgen Sie auch hier dem Mittleren Weg. Wahrscheinlich werden Sie sich sogar schnell langweilen. Unser ewig hungriger und vielleicht sogar süchtiger Verstand giert nach Input, nach Themen, Reizen, Problemen, Bewertungen und allem anderen, was ihn aktivieren könnte. Um den inneren Gegenpol zu stärken, ist das eine sehr wirksame Übung.

Weitere wirksame Antigrübel-Übungen

Grübelei kann auch als eine Art des gedanklichen Klammerns und Festhaltens aufgefasst werden. Einerseits scheinen sich die Gedanken in uns festgesetzt zu haben, andererseits geben wir ihnen aber auch viel Raum zur Entfaltung und leiden dann oftmals darunter.

Im Falle einer ausgeprägten Neigung zum Grübeln liegt meistens nicht nur ein Inhalt des Grübelns vor, sondern eine regelrechte Grübelhaltung. Diese beruht auf einer bereits gefestigten persönlichen Neigung des Festhaltens, fehlender Gelassenheit und einem manchmal sogar obsessiven und auch wütenden Kreisen in der eigenen Welt. Grübelinhalte gibt es so viele, wie es Gedanken gibt, doch die entscheidende Frage lautet: Auf welchen Geist trifft ein Grübelgedanke?

Wir können uns gezielt darin üben, das Grübeln loszulassen. Durch diese Übung kann zumindest die eigene Klammerhaltung etwas aufgelockert werden, ohne dass die konkreten Grübelinhalte schon bearbeitet sein müssen. Natürlich lässt sich diese Loslass-Übung auch auf alle weiteren Lebensbereiche übertragen, wo wir gut daran tun, uns *innerhalb* unserer Lebensbezüge zu befreien.

Eine für Westler zunächst möglicherweise ziemlich ungewohnte, doch sehr machtvolle Übung, die mit dem Unterbewusstsein arbeitet, ist die Dämonenfütterung. Dabei identifizieren wir beispielsweise unseren Grübel-Dämon, machen ihn zu einem Teil von uns und verwandeln ihn dadurch in unseren Verbündeten.

Zum Inhalt dieses Abschnitts können Sie mit der Übung 6 „Loslassen“ und der Übung 7 „Das Füttern unseres Grübel-Dämons“ konkrete Erfahrungen machen.

Bei alldem denken wir immer an den Kernsatz der Buddhistischen Psychotherapie: *Wir befreien uns nicht von unseren Gedanken, sondern inmitten unserer Gedanken.*

Was wir selbst tun können, um das Leiden zu beenden
(Die Dritte Edle Wahrheit)

Nach den beiden ersten Edlen Wahrheiten folgt nun die nächste Grundlage der Buddhistischen Psychotherapie: die Dritte Edle Wahrheit, die Wahrheit über die Beendigung des Leidens. Auch auf die Vierte Edle Wahrheit über die acht verschiedenen Wege, um das Leiden dauerhaft zu beenden, wird später noch kurz eingegangen, sie bezieht sich vor allem auf unseren Lebensstil, unsere Lebensführung. Beide Grundlagen der BPT haben sowohl theoretische als auch ganz praktische Aspekte.

Die Dinge lassen sich wirklich verändern

In diesem Schritt ist eigentlich so etwas wie eine frohe Botschaft enthalten, sie lautet: *Die Dinge sind wirklich veränderbar. Wir selbst können uns tatsächlich grundsätzlich verändern.*

Wir haben bereits gehört, dass Dinge, die wir wiederholen, sich verändern, sich stabilisieren und festigen. Das bedeutet folglich: Auch heilsame Dinge, die wir trainieren und wiederholen, stabilisieren sich messbar in unserem Kopf und dann auch in unserem Verhalten. Dem liegt eine nach einem bestimmten Schema ablaufende Entwicklung zugrunde, die von Absicht oder Motiv über unser Handeln zur Gewohnheit und dann zum Charakter bis hin zum Schicksal verläuft. Das ist gar keine so nüchterne Angelegenheit, wie es vielleicht klingen mag, denn darin steckt eine Menge Optimismus, und darin liegt eine konkrete Chance für Veränderung.

Absichten → Taten → **Gewohnheiten** → Charakter → Schicksal → Tod

---

Oft klagen wir entweder über Gewohnheitsprobleme – ich rauche zu viel, habe schlechte Angewohnheiten, komme nicht weiter – oder über Charakterprobleme, wobei unter diesen wahrscheinlich die anderen eher zu leiden haben als wir selbst. Wenn die Schleife dann allerdings zurückkommt, leiden auch wir selbst unter unseren eigenen Charakterproblemen. Die Frage, ob es denn überhaupt möglich sei, den Charakter zu ändern, werden die meisten von uns vermutlich verneinen.

So wurde das jedenfalls früher gesehen, doch neuere Forschungen haben zu einem Umdenken, einem fundamentalen Umschwung in der Sichtweise unserer Chancen auf Veränderung geführt. Um es nochmals zu wiederholen: Wir können uns wirklich, auch grundsätzlich, verändern! Daran knüpft sich sofort die nächste Frage an: Wie soll das denn gehen? Wie das funktioniert, kann man ebenfalls sehr gut an dem Ablauf dieses simplen Schemas erkennen. Wir müssen unsere Taten anders ausrichten und daher ergründen, was wir tun und was wir verändern wollen. Nur wenn wir unsere Motive ehrlich ergründen, haben unser Handeln und unser Bemühen überhaupt einen Sinn.

Wenn wir dann im nächsten Schritt unser Handeln verändern, dann wollen wir nicht einfach irgendetwas verändern, sondern unser Handeln sollte zielgerichtet, effektiv und auch nachhaltig sein. Vor allem sollten wir das regelmäßig wiederholen, denn dadurch verändern sich unsere Gewohnheiten und dadurch dann wiederum auch unser Charakter und damit letztlich unser Schicksal. Die zentralen Aspekte beziehen sich zunächst auf die selbstkritische Klärung unserer Motive und dann insbesondere auf die regelmäßigen und geduldigen Wiederholungen über einen längeren Zeitraum hinweg.

Am Anfang steht also immer unsere Absicht, unsere Motivation. Wenn ich beispielsweise auf jemanden zugehe und erkläre: „Wir müssen miteinander reden, ich will etwas mit dir klären", ist es wichtig, vorher mein tatsächliches Motiv zu ergründen: Will ich wirklich etwas klären oder will ich einfach nur recht behalten?

Oft sind uns die eigenen Motive auch völlig unklar. Wir gehen in eine Handlung hinein und sind überzeugt davon, dass wir es gut meinen und tatsächlich etwas klären wollen. Wenn wir unsere Absicht dann aber genauer ergründen, müsste uns eigentlich klar werden, dass wir besser noch einmal die Stopp-Taste drücken und genau darauf achten sollten, was wir da eigentlich tun. Damit beginnt alles, denn durch unsere Motivation wird durch die innere Verknüpfung auch unser Charakter gefestigt. Wenn ich immer wieder dem Impuls folge, recht haben zu wollen, dann verhalte ich mich auch in einer bestimmten Weise; daraus bildet sich dann eine Gewohnheit, ich laufe Gefahr, zu einem rechthaberischen Charakter und damit zu einem nicht gerade angenehmen Menschen zu werden. Entsprechend verläuft auch das Schicksal eines rechthaberischen Charakters anders als das Schicksal eines mehr auf Ausgleich und Harmonie bedachten Charakters.

Das Schicksal ist das, worauf alles hinauszulaufen scheint. Auch das hat sich dann irgendwann vollendet, und was dann kommt, das wissen wir alle nur zu gut: Unser Lebensweg vollendet sich mit unserem Tod. Der Gedanke daran ist selbst bei den alltäglichen Handlungen sehr wichtig. Das weiß man zwar, doch trotzdem neigen wir dazu, alles auf irgendwann später aufzuschieben, auf das nächste Wochenende, das nächste Frühjahr oder den nächsten Urlaub. Doch schon morgen kann alles vorbei sein.

Daher lautet der buddhistische Appell, nicht morgen zu denken oder zu sagen, sondern möglichst heute noch. Jetzt! Was ist heute realisierbar, jetzt gleich? Was kann heute getan werden, um Abzweigungen von den Nervenautobahnen zu nehmen? Dafür ist natürlich nicht einfach nur Handeln wichtig, denn es gehört auch zur Tradition der buddhistischen Geistesschulung, nicht sofort in Aktionismus zu verfallen, sondern zuerst einmal einen Schritt zurückzutreten, einen Schritt nach innen zu tun. Der spirituelle Weg ist eher ein Weg in uns hinein und nicht aus uns heraus, in die Handlung, in das Machen. Die Prinzipien der Wandlung beziehen sich dementsprechend auch sehr stark auf das Erkennen, das Wahrnehmen und das Akzeptieren. Von ganz besonderer Bedeutung dafür ist das Kultivieren unserer Geistesverfassung.

Das Rumpfdrehen

Die im Rahmen der Buddhistischen Psychotherapie zentrale Übung kann Ihnen vermitteln, welche Auswirkungen unsere Gedanken, unsere Absichten und unsere geistige Verfassung auf unseren Körper und auch insgesamt haben. Sie wird mit den Hilfesuchenden häufig einzeln, aber auch in der Gruppe durchgeführt und erzeugt meist einen gewissen Aha-Effekt, da die Teilnehmer einen direkten Zugang zu dem Zusammenhang zwischen ihrem Denken und ihren körperlichen Reaktionen bekommen und diesen am eigenen Leibe spüren können.

Da diese Übung so wichtig ist, wird sie nachfolgend beschrieben und auch in Übung 3 „Das Rumpfdrehen“ angeleitet.

- Stellen Sie sich bitte aufrecht hin und achten Sie darauf, dass Sie genügend Platz um sich herum haben, um sich drehen zu können. Stehen Sie mit den Füßen fest auf dem Boden und bleiben Sie dort, wo Sie stehen, tänzeln Sie also nicht herum.

- Heben Sie nun die Arme auf Schulterhöhe hoch, so dass sie sich parallel zum Boden befinden.

- Drehen Sie sich nun so weit in eine Richtung, wie es nur irgendwie geht. Drehen Sie sich immer weiter und weiter, so weit Sie eben können, und spüren Sie dabei die Spannung in Ihrem Körper.

- Merken Sie sich dann die Stelle, bis zu der Sie sich drehen konnten.

- Drehen Sie sich jetzt langsam wieder zurück in die Ausgangsposition. Senken Sie die Arme nach unten, lassen Sie die Schultern fallen und schließen Sie die Augen.

- Nur in Ihrer Vorstellung – der Körper bleibt ruhig stehen – drehen Sie sich nun wieder in dieselbe Richtung wie vorher.

- In der Vorstellung drehen Sie sich und drehen Sie sich, so weit es irgendwie geht. Vielleicht spüren Sie dabei auch wieder die Spannung im Körper. Drehen Sie sich, so weit wie Sie können, und kehren Sie dann gedanklich langsam wieder in die Ausgangsposition zurück.
- Wiederholen Sie das noch ein paarmal. Drehen Sie sich in Ihrer Vorstellung immer in die gleiche Richtung, drehen Sie sich immer weiter, spüren Sie möglicherweise wieder die Spannung im Rücken, während Sie sich drehen und drehen, so weit es geht. Kehren Sie dann langsam wieder in die Ausgangsposition zurück.
- Und noch einmal: Drehen Sie sich wieder gedanklich in dieselbe Richtung wie eben, immer weiter, immer weiter, in dieselbe Richtung wie eben. Wieder spüren Sie dabei die Spannung. Drehen Sie sich, so weit es irgendwie geht ... und dann vorsichtig wieder zurück.
- Und jetzt noch zweimal in dieselbe Richtung drehen, immer weiter drehen Sie sich in dieselbe Richtung wie eben. Spüren Sie die Spannung und drehen Sie sich wieder zurück.
- Und nun noch ein letztes Mal: Drehen Sie sich in Ihrer Vorstellung wieder in dieselbe Richtung, immer weiter, immer weiter drehen und drehen, um die eigene Achse, und langsam wieder zurück.
- Jetzt öffnen Sie die Augen, heben die Arme hoch, drehen sich wieder in dieselbe Richtung wie zuvor, immer weiter und weiter, so weit es irgendwie geht.
- Achten Sie darauf, wie weit es geht. Merken Sie sich die Stelle.

- Drehen Sie sich jetzt wieder zurück.

Ist Ihnen etwas aufgefallen? Sind Sie mit der Drehung vielleicht weiter als vorher gekommen? Diese Erfahrung wird von sehr vielen Menschen berichtet. Was ist da passiert?

Denken verändert alles

Ganz offensichtlich hat Ihr Denken Ihren Körper verändert. Nicht nur das, was wir immerzu körperlich wiederholen, findet sich strukturell in unserem Nervensystem wieder und verstärkt sich; auch alles, was wir denken, manifestiert sich sofort in unserem Körper. Schon mit dieser vergleichsweise kurzen Übung ist Ihr Körper flexibler geworden. Ihre Muskeln haben nachgegeben, sich entspannt, Sie konnten sich weiter drehen, weil Sie daran geglaubt, weil Sie sich in Ihrer Vorstellung darauf programmiert haben.

Dieses Prinzip stammt aus dem Leistungssport und stellt ein *Mentaltraining* dar. Ein Kugelstoßer, der ja nicht tausend Mal am Tag seine Kugel stoßen kann, trainiert auf ähnliche Weise seine körperlichen Abläufe auf der geistigen Ebene. Wenn man sich die Frage stellt, woran man während des Tages besonders oft denkt, welche Vorstellungen und welche Geisteszustände man regelmäßig bei sich erzeugt, sollte man spätestens nach dieser kleinen Übung erkannt haben: Das, was ich denke, passiert tatsächlich auch in meinem Körper. Wenn ich auf meinen Partner, den Chef oder etwas anderes oft wütend bin, übersehe ich dabei meistens, dass es mein eigener Ärger, mein ganz persönlicher Ärger ist. Der gehört nämlich mir, weil er in mir steckt und in mir wütet.

Das ist ein sehr wichtiger Punkt, den wir unbedingt nachvollziehen und verstehen müssen, wenn wir wirklich Selbstverantwortung für uns übernehmen wollen. Dafür ist dann dieses mentale Training wichtig, die Meditation, die Übungen, die ein mentales Training bewirken. Es handelt sich dabei eben nicht nur um „Psycho-Gerede", wenn man das einmal abwertend so nennen möchte, sondern tatsächlich um die Wissenschaft der *Psychosomatik.* Psychosomatik ist also keineswegs eine Erkrankung für Leute, die irgendwie Pech gehabt haben, und auch keine skurrile Behandlungsform: *Psychosomatik ist die Art und Weise, wie jeder Mensch funktioniert.* Psychosomatik bedeutet die untrennbare Verbindung zwischen Körper und Geist, zwischen dem Körper, dem Denken, dem Fühlen und den Emotionen.

Auch die Ihnen gerade demonstrierte Übung zählt zur Psychosomatik. Das heißt, der Gedanke hat sich festgesetzt: „Ich drehe mich und drehe mich", und dem ist der Körper gefolgt. Wenn der Geist vorangeht, dann folgt der Körper. Genau deshalb, wegen dem Denken, dem Erkennen, dem Verstehen, wird im Buddhismus und im Behandlungsrahmen der Buddhistischen Psychotherapie auch so viel Wert auf das Verstehen, das Erkennen und das Achtsamkeitstraining gelegt.

Einfache Methoden, mit denen wir Körper und Geist beruhigen können

Ein weiterer recht wichtiger Behandlungsschritt besteht darin, dass wir uns die Einflussmöglichkeiten auf unser inneres Energiezentrum anschauen. Das vegetative Nervensystem ist aus Gründen der größeren Anschaulichkeit schon mit einer „inneren Herdplatte“ verglichen worden, auf der in der Vorstellung unser Großhirn liegt. Damit dürfte klar geworden sein, weshalb wir diese Herdplatte kontrollieren lernen müssen.

Diese Thematik ist übrigens universell, sie betrifft uns alle gleichermaßen. Daher ist es im Grunde auch gar nicht in erster Linie entscheidend, ob jemand mit Angststörungen, mit Depressionen, mit chronischem Misstrauen und Reizbarkeit, mit einem Burnout, mit Partnerschaftsproblemen oder auch mit einer Immunerkrankung, einer Krebserkrankung, mit kardiologischen Problemen, mit Magenproblemen, mit Migräne oder was auch immer in die Behandlung kommt. In jedem Falle kann man davon ausgehen, dass die innere Balance fehlt – oder um es neuromedizinisch auszudrücken: dass der Parasympathikus zu klein geschrumpft und der Sympathikus zu groß aufgepumpt ist.

Das gilt bei fast jeder Erkrankung, bei fast jedem Konflikt. Das gilt selbst dann, wenn es uns gut zu gehen scheint und wir vielleicht bloß irgendeine Entscheidung treffen müssen und dadurch etwas nervös werden. Daher ist es auch so ungemein lohnenswert, diese recht gut nachvollziehbaren Zusammenhänge wirklich zu verstehen. Aus diesem Verstehen heraus ergeben sich folglich die nächsten Schritte, doch der allererste Schritt ist eigentlich immer derselbe: Bevor wir irgendetwas anderes tun, sollten wir uns innerlich erst einmal beruhigen und klären, denn nur so kann eine gute Entscheidung getroffen werden.

Das buddhistische Achtsamkeitstraining ist für alle relevanten Lebensbereiche hilfreich. Es berücksichtigt sowohl den Körper als auch die Emotionen und Gedanken, auf der ersten Stufe wird jedoch besonders der Körper betont. Es ist sehr wichtig, diese drei Instanzen von Körper, Emotionen und Verstand auseinanderzuhalten und ihre Abläufe differenzieren zu lernen. In Leidenssituationen erleben wir diese drei Bereiche als diffuses Gemisch. Diese Funktionsweisen werden kritisch ergründet, so dass wir die für uns oft unbewussten Abläufe und Wiederholungen nach und nach mit Achtsamkeit wahrnehmen und differenzieren lernen und dadurch einen heilsamen Einfluss darauf nehmen können. Indem wir in der Meditation eine erhöhte Wachheit entwickeln, wird es zunehmend besser möglich sein, die eigenen inneren und schnell ablaufenden Prozesse zu beobachten und zu lenken. Auf diese Weise kann es dann auch zu einer Beruhigung von Körper, Emotionen und Verstand kommen. Ähnlich wie die Übung des Rumpfdrehens macht auch dieses Beispiel erfahrbar, dass wir unser Bewusstsein auf unterschiedliche Bereiche lenken können, die primär nicht nur etwas mit dem Denken zu tun haben.

Übung 8 „Die konkreten Schritte zur Achtsamkeit" leitet Sie dazu an, die drei Instanzen, Körper, Emotionen und Gedanken genau und differenziert zu beobachten.

Der körperliche Bereich spielt in der buddhistischen Wissenschaft des Geistes eine große Rolle. Buddhas Lehrrede über die Achtsamkeit, das *Satipatthana-Sutra,* umfasst in der Mittleren Sammlung nicht einmal zwanzig Seiten, bei mehr als der Hälfte davon spricht Buddha nur über den Körper, über die körperliche Verfassung. Das ist ein äußerst wichtiger Bereich, wenn wir zur Ruhe kommen wollen, wenn wir irgendeine Erkrankung verbessern wollen, wenn wir eine Entscheidung treffen müssen, wenn wir ein Bewerbungsgespräch vor uns haben – egal um was es sich handelt, der erste Schritt ist immer: durchatmen, sich lockern, den Körper beruhigen. Nur in einem beruhigten Körper finden wir beruhigte Emotionen, nur bei einem Körper in Ruhe und beruhigten Emotionen finden wir beruhigte Gedanken. In einem aufgeregten Körper können wir emotional und gedanklich nur schwer zur Ruhe kommen.

Damit sind wir bei der nächsten Frage angelangt: Wie beruhige ich denn meinen Körper und wie stimuliere ich den Parasympathikus? Wenn wir zum Beispiel joggen gehen, dann fühlen wir uns hinterher gut und entspannt. Das Joggen stimuliert aber den Sympathikus und sorgt wieder dafür, dass er hochfährt. Beim anschließenden Duschen schaltet der Sympathikus dann zwar ab und wir fühlen uns ruhig, doch daran hat der Parasympathikus relativ wenig Anteil und trainiert wird er auch nicht dabei. In der Regel hat ein Sportler, wenn er in eine Krisensituation gerät, mehr inneren Dampf abzulassen als jemand, der bewusst den Parasympathikus trainiert.

Sport bedeutet also kein Training für den Parasympathikus. Was wir brauchen, ist daher ein gezieltes Training für diese innere Struktur. Damit erreichen wir bei fast allen alltäglichen Belangen und insbesondere bei der Bewältigung von Problemen eine deutlich wahrnehmbare Verbesserung.

Wenn wir den Parasympathikus richtig trainieren, werden wir innerhalb von zwei bis sechs Wochen eine spürbare Veränderung wahrnehmen können. Wenn wir dann in irgendeine Situation hineingeraten, machen wir womöglich die ungewohnte Erfahrung mit uns selbst, dass wir in Situationen, in denen wir uns sonst wahrscheinlich ziemlich aufgeregt hätten, Ruhe bewahren können. Das ist ein Zeichen dafür, dass wir den entsprechenden inneren Anteil, den Parasympathikus, stärken konnten. Nur auf diese Weise können wir entschleunigen, nur so können wir bremsen und die Nervenautobahnen verlassen. Ansonsten rasen wir mit Höchstgeschwindigkeit darüber hinweg und können nicht langsamer werden, nicht anhalten, nicht rechts oder links abfahren. Mithilfe dieser Bilder können wir uns vielleicht vorstellen, was passiert, wenn wir uns beruhigen lernen, wirklich zur Ruhe kommen. Denn das ist der Weg der Entschleunigung und der bewussten Stimulation des Parasympathikus.

Die Grundpfeiler der Meditation

Der Königsweg dafür ist die Meditation. Mittlerweile gibt es zwar auch Tanzmeditation, Kochmeditation, Putzmeditation und sicher noch vieles mehr, wir beschäftigen uns hier aber mit der klassischen Sitzmeditation. Dabei ist die Körperhaltung von allergrößter Wirkungskraft. Wenn wir uns bewusst machen, dass wir zusammengesunken dasitzen oder mit einer ähnlichen Haltung durch den Tag gehen, wenn wir trübe Gedanken bei uns bemerken und uns dann aufrichten, nicht in die Überspannung gehen, das Kinn wieder heben, uns gerade hinsetzen, gerade stehen und gehen, darauf achten, möglichst immer oder möglichst oft eine gute aufrechte Haltung einzunehmen, so ist dies ein wunderbares und sogar noch kostenloses Anti-Depressionsmittel.

Die aufrechte Haltung

Im Grunde handelt es sich bei der Sitzmeditation, etwas überspitzt ausgedrückt, um eine orthopädische Übung. *Orthopädie* bedeutet nichts anderes als die

Lehre vom Aufrichten. Die Königshaltung/Königinnenhaltung ist eine sehr gute Übung, um eine aufrechte Haltung bei möglichst vielen Aktivitäten einzuüben: so zu gehen, als habe man eine Krone auf dem Kopf; wenn man den Kopf auch nur leicht nach unten senkt, fällt die Krone herunter. Also achtet man darauf, den Kopf gerade zu halten; nicht zu watscheln oder zu latschen, sondern zu schreiten und zu wandeln; beim Essen nicht zu futtern und zu spachteln, sondern zu speisen; nicht zu schwätzen, sondern eine achtsame Konversation zu führen. Gewissermaßen Hof zu halten – das aber nicht mit einem zu sehr erhobenen Kinn, sonst würde die Krone nach hinten herunterfallen. Wir bleiben also ganz natürlich. Bei unserer Körpersprache kann es buchstäblich auf ein paar Millimeter ankommen, ob andere mich mögen oder nicht mehr mögen, weil ich meine Nase einen Millimeter zu weit nach oben strecke oder zu traurig hängen lasse.

Das ist keine Vulgärpsychologie, sondern durch unsere Haltung verändert sich tatsächlich unser Gehirn. Das sollte uns bewusst sein und das lässt sich vor dem Fernseher genauso üben wie in der U-Bahn oder vor einer roten Ampel. Probieren Sie deshalb, sooft es Ihnen möglich ist, die Königs- oder Königinnen-Übung als Selbstexperiment durchzuführen, und prüfen Sie selbst, wie es sich anfühlt.

Gelegenheit zum Üben ist nahezu überall und fast jederzeit. Damit soll auch das Problem angesprochen werden, dass wir oft vorgeben oder auch selbst wirklich glauben, „keine Zeit" für eine solche Übungspraxis zu haben, weil dies für eine äußerst zeitaufwendige Angelegenheit gehalten wird. Bei diesem Argument verweise ich gern auf die Möglichkeit von *Mikropausen.* Solche Mikropausen können wir im Laufe des Tages regelmäßig einlegen, zum Beispiel immer wenn wir uns hinsetzen, setzen wir uns bewusst gerade hin, lassen die Schultern fallen und atmen bewusst nach der Methode der Bauchatmung, die im Anschluss beschrieben wird. Wir halten mehrmals am Tag für ein paar Sekunden oder für ein paar Atemzüge inne und kommen zur Ruhe.

Würde ein 24-stündiges Langzeit-EEG mit Elektroden dann die elektrischen Spannungen an unserem Kopf messen, könnte aus den Ergebnissen am Abend ein deutlich reduzierter Mittelwert unseres Stresspegels messbar sein. Durch die Mikropausen lässt die innere Anspannung nach und der Parasympathikus kann seine beruhigende Wirkung entfalten.

Außerdem sollten wir versuchen, uns ein- oder zweimal am Tag regelmäßig etwas Zeit zu nehmen und zum Beispiel fünf bis zehn Minuten vor der Tagesschau oder zehn Minuten vor irgendeiner immer wiederkehrenden Aktivität für ein paar heilsame Übungen einzuplanen. Wenn wir eine gute Nachtruhe haben und regelmäßig acht Stunden schlafen, könnten wir versuchen, eine Zeit lang nur siebeneinhalb Stunden zu schlafen, und dadurch jeden Morgen dreißig Minuten Zeit gewinnen. Die Zeit, die wir dadurch geschenkt bekommen, können wir gut für den Bau neuer Nervenautobahnen nutzen. Dann heißt es: sich gerade halten, sitzen und atmen. Vielleicht können wir auch noch eine kleine fortgeschrittenere Übung integrieren und gleichzeitig ein wenig lächeln.

Dieses aufrechte Sitzen muss man etwas trainieren und auch überprüfen, ob es richtig gelingt. Wenn es hinten am Rücken vielleicht ein bisschen spannt, sollten wir es nicht übertreiben, sondern besser ein wenig nachgeben. Wenn es etwas locker zu sein scheint, können wir die Haltung dann wieder ein wenig festigen. Durch das aufrechte Sitzen stärken wir die Muskulatur und damit schützen wir auch die Lendenwirbelsäule sehr gut gegen einen Bandscheibenvorfall. Für den Fall, dass es einen solchen schon einmal gegeben hat, ist das ebenfalls ein hervorragendes Training. Auf dieser Ebene erfüllt Meditation fast so etwas wie die Funktion von reiner Gymnastik: Wir sitzen gut, wir sitzen bequem, wir sichern das Fundament.

Es wäre wichtig, sich so zu setzen, dass die Knie möglichst auf dem Boden liegen.

Die Höhe des Sitzkissens kann hier oft einer hilfreichen Korrektur dienen. Es geht dabei um Bodenkontakt und damit um Sicherheit. Wenn man in der Meditation eine gewisse Stabilität erreicht hat, kann man mit leichten Änderungen der Sitzhaltung ein wenig experimentieren. Es wurde auch nachgewiesen, dass eine bestimmte körperliche Haltung in unserem Kopf ein entsprechendes Bewusstsein erzeugt. Wenn ich in der Meditation „gut" sitze, dann hat das einen anderen Bewusstseinszustand zur Folge, als wenn ich nicht sonderlich darauf achte.

Die Bauchatmung

Eine weitere Methode, um den Parasympathikus zu stimulieren, stützt sich auf die Atmung. Wenn ich müde und erschöpft bin, dann stimuliere ich meinen Sympathikus durch die sogenannte *Stressatmung.* Um wieder Energie zu erzeugen und Kräfte zu sammeln, atme ich intensiv in den oberen Brustbereich hinein. Das hat denselben Effekt, als würde ich mich erschrecken. Früher wurde gern die Empfehlung gegeben, tief durchzuatmen nach dem Schema „Bauch rein, Brust raus". Dadurch entstehen Druck und Unruhe, die Spannung wird erhöht und es wird Adrenalin freigesetzt, was den Sympathikus aktiviert. Wenn ich jedoch zu kräftig und zu tief in den oberen Brustbereich hineinatme, dann wird so viel Energie und Adrenalin freigesetzt, dass mir schwindlig wird. Diesen Effekt kann ich gut nutzen, wenn ich zu niedrigen Blutdruck oder am Morgen Anlaufschwierigkeiten habe. Mit der Stressatmung fühle ich mich dann besser, sie muss allerdings wohldosiert sein.

Tiefes Einatmen in den oberen Brustraum hinein wirkt sich jedoch ausgesprochen ungünstig auf Entspannung aus. Wenn mir bewusst wird, dass ich zu viel Stress habe, dann stimuliere ich besser meinen Parasympathikus, indem ich nicht auf die eben beschriebene Weise atme und den oberen Brustraum ruhen lasse. In diesem Bereich liegt das Sternum, das Brustbein, das ziemlich hart ist und sich nicht ausdehnen kann; unten im Bauchraum ist mehr Platz, dort ist es weicher und flexibler.

Hier im Bauchbereich können sich auch viele Emotionen ansammeln. Wenn Sie ganz traurig sind und nicht weinen wollen, weil Ihnen das vielleicht gerade peinlich sein könnte, was machen Sie dann? Wie unterdrücken Sie die Trauer? In der Regel strengen wir unsere Bauchmuskeln an und daher können hier viele traurige Energien gespeichert sein. Genauso gut kann hier auch die sprichwörtliche „Wut im Bauch" angestaut sein.

Manchmal müssen wir erst wieder ein Gefühl für unseren Bauch entwickeln. Bei der sogenannten Bauchatmung ist es sehr wichtig, Kontakt zum Bauch aufzunehmen und ein Gefühl dafür zu bekommen. Die Bauchatmung ist leichter zu erlernen, wenn man zuerst einmal etwas Bewegung in diesen Bereich hineinbringt, den Bauch also unabhängig vom Atmen zu bewegen lernt. Wir beginnen zuerst einmal damit, den Bauch herausstrecken und einziehen zu lernen. Erst wenn uns das einigermaßen gelingt, verbinden wir damit unsere Atmung. Wenn es Schwierigkeiten bereiten sollte, das miteinander zu koordinieren, kann man sich dabei einen Blasebalg vorstellen und diesen nachahmen.

Im Grunde genommen ist die Bauchatmung ganz einfach, doch anfangs muss sie ein wenig trainiert werden, weil wir das vorher in der Regel genau anders herum gelernt haben. Jetzt, beim bewussten Atmen und beim Meditieren, wölbt sich der Bauch beim Einatmen nach außen. Oben im Brustraum passiert zunächst einmal nichts, hier herrscht Ruhe. Im unteren Bereich entsteht langsam ein angenehmer Fluss. Sind dort allerdings viele Emotionen angestaut, kann es sein, dass sich jetzt einige von ihnen melden. Trotzdem ist es wichtig, weiterzumachen und darauf zu vertrauen, dass sich unsere Fähigkeiten zur Selbststeuerung damit verstärken werden. Die Bauchatmung wird auf die folgende Weise durchgeführt:

- Setzen Sie sich völlig aufrecht hin.
- Entspannen Sie Ihre Schultern und Gesichtsmuskeln.
- Legen Sie dann eine Hand auf Ihren Bauch.
- Denken Sie jetzt an einen Blasebalg. Drücken Sie mit der Hand ganz sanft auf den Bauch und pusten Sie dann.
- Nun entweicht die Luft und der Bauch fällt etwas ein.
- Entspannen Sie sich dann wieder.

- Die Luft strömt ein und der Bauch wölbt sich nach außen.
- Wiederholen Sie diesen Vorgang nun ein paarmal.

Die Bauchatmung kann zusätzlich mit der Anleitung von Übung 2 „Unsere Atmung" geübt werden.

Wahrscheinlich brauchen Sie etwas Zeit, damit sich diese Übungspraxis stabilisiert und problemlos jederzeit abgerufen werden kann, weil Sie normalerweise genau anders herum geatmet haben. Die Atmung geht hier nicht mehr von oben nach unten, sondern im Bauchbereich nach vorn und zurück nach hinten. Durch diese Form der Atmung stimulieren wir den Parasympathikus, unser inneres Ruhezentrum, und durch die regelmäßigen Wiederholungen kann dieser hilfreiche Nervenbereich in unserem Kopf tatsächlich wachsen und sich stärken.

Es gibt dabei aber noch einen weiteren interessanten Aspekt, denn wenn wir in aufrechter Haltung die Bauchatmung praktizieren, spüren wir die Stabilität und Festigkeit in unserem Rücken. Trotz der entspannten Grundhaltung ist gleichzeitig eine gewisse Anspannung vorhanden. Zusätzlich zur Rückenspannung hinten spüren wir die Entspannung vorn im Bauch. Der Rücken ist angenehm fest und locker angespannt, der Bauch ist entspannt. Diese wichtige Erfahrung von „Entspannung in der Anspannung" sollte sehr deutlich wahrgenommen und nach Möglichkeit auch auf unsere Alltagssituationen übertragen werden, denn das Prinzip, auch in der Anspannung entspannt bleiben zu können, sorgt für ein heilsames Gleichgewicht zwischen Sympathikus und Parasympathikus. Das Motto: *Entspannt in der Anspannung* könnte beispielsweise auch im Arbeitsleben recht hilfreich sein.

Unterstützend dabei kann das Verständnis dienen, dass wir es hier mit einer entspannten Haltung und einem manchmal angespannten Verhalten zu tun haben. Diese Unterscheidung zwischen Haltung und Verhalten ist besonders hilfreich.

Denken Sie dafür vor allem in der Anfangsphase, wenn Sie sich in die Meditation einüben, bei möglichst jeder sich Ihnen bietenden Gelegenheit an die bereits beschriebenen *Mikropausen.* Dafür können auch Erinnerungshilfen gut genutzt werden, wie ein Vibrationsalarm beim Handy, eine Erinnerungsfunktion am Computer, eine Postkarte am Kühlschrank, ein Stein auf dem Tisch oder etwas anderes Ihrer Wahl. Die kurze, nur sekundenlange Übung einer Mikropause kann darin bestehen, dass Sie sich jedes Mal, wenn Sie sich hinsetzen, kurz aufrichten und dann ein paar Atemzüge lang die Bauchatmung praktizieren.

Darüber hinaus sind die Mikropausen zum Beispiel auch zu jeder vollen Stunde ebenso hilfreich wie zu anderen festgelegten Zeitpunkten. Gerade aufgrund dieses minimalen zeitlichen Aufwands sind die Mikropausen immer und überall durchführbar. Schon bald wundern Sie sich dann vielleicht irgendwann einmal, wenn Sie feststellen, dass Sie sich in einer bestimmten Situation gar nicht mehr so aufregen wie vorher, sondern einfach ruhig bleiben. Das haben Sie Ihrem Parasympathikus zu verdanken.

So schaffen Sie sich nach und nach eine stabile Grundlage und können dann mit der Übung von Konzentration und Achtsamkeit beginnen. Damit steht Ihnen auch ein sehr gutes Antigrübel-Training zur Verfügung. Grübeleien spielen sich entweder oben im Kopf oder in einer Art Wolke um uns herum ab, während bei der Bauchatmung die Aufmerksamkeit langsam nach unten, aus dem Kopf heraus und herunter in den Bauch gebracht wird. Durch die Bauchatmung, eine kleine, wenngleich sehr kraftvolle Übung, geschieht also auch etwas Heilsames in Ihrem Kopf.

Probieren Sie doch einmal selbst aus, ob Sie beim Atmen bis fünf zählen können. Einfach nur zählen. Das geht ganz langsam. Einatmen, ausatmen, eins, einatmen, ausatmen, zwei ... und so weiter. Nichts anderes, nur das. Denken Sie nicht an irgendwas anderes, nur an das Zählen. Prüfen Sie dann, wie lange es dauert, bis sich der Verstand einschaltet und wieder Gedanken aufsteigen lässt. Dieses Atemzählen ist eine der Techniken, um sich mit der Meditation ein wenig vertraut zu machen.

Segeln bei schönem Wetter lernen, nicht bei Sturm

Mit diesen Techniken, unserer Haltung und unserer Atmung, beginnen wir. Sie bilden das Fundament, auf dem wir Meditation praktizieren. Mittels solcher Techniken wie der Gastgeber-Meditation und auch des Rumpfdrehens, die bereits beschrieben wurden, können wir erfahren, wie wirkungsvoll das ist, was wir uns vorstellen und woran wir denken. Wir lernen damit, Meditation für unsere Achtsamkeit im Alltag zu nutzen, beispielsweise auch für Entscheidungen, Bewerbungsgespräche und fast alles andere. Wenn wir ein Problem haben, dreht sich das Denken oft im Kreis und führt entweder zu nichts oder zu noch mehr Aufregung. In einer solchen Situation, wenn wir zu einer Entscheidung gelangen möchten und Klarheit darüber finden müssen, achten wir im ersten Schritt immer auf den Körper und bringen ihn in die rechte, in die aufrechte Haltung. Im zweiten Schritt beruhigen wir uns mithilfe der Bauchatmung und stärken unseren Parasympathikus. Dann können wir unsere Achtsamkeit langsam auf unsere Emotionen und schließlich auf unseren Verstand und sein Gedankenkarussell lenken

Natürlich gibt es noch viele andere Techniken und Übungen, eine ganze Palette buddhistischer und psychotherapeutischer Maßnahmen. Es hilft jedoch schon sehr, wenn man diese einfachen Grundübungen beherrscht, und ermöglicht beispielsweise, sich in vielen Situationen auf sich selbst zu besinnen und die Aufmerksamkeit von jemand anderem zurückzuholen, über den man sich vielleicht gerade geärgert hat. Erst wird der Körper beruhigt, dann beruhigen sich auch die Emotionen leichter und schließlich klären sich dann noch die Gedanken. Entscheidungen zu angemessenen Reaktionen können dann viel bewusster getroffen werden.

Wenn wir so vorgehen, entsteht übrigens auch wieder eine Nervenautobahn, denn in gewisser Weise wird dadurch ein neuer Automatismus geschaffen, den wir jedoch sinnvoll für uns nutzen können. Allerdings müssen wir solche neuen Automatismen wiederum achtsam ergründen, denn der Mittlere Weg bedeutet auch, nicht ins Extrem zu gehen und es in keiner Richtung zu übertreiben.

Wie aber gehen wir am besten vor, damit wir diese Techniken zur Beruhigung von Körper und Geist auch in alltäglichen Situationen und vor allem bei konkreten Herausforderungen verlässlich abrufen und umsetzen können?

Matthieu Ricard, ein bekannter französischer Buddhist, hat dafür den guten Rat, bei schönem Wetter, nicht bei Sturm segeln zu lernen. Jemand, der bei Sturm damit beginnen will, müsste schon ziemlich dumm sein. Das bedeutet, ich beginne mit meinem Achtsamkeitstraining bei schönem Wetter, wenn es mir gut geht, wenn es mir relativ leicht gelingt, innerlich zur Ruhe zu kommen, nicht aber dann, wenn ich mitten in einem Problem stecke und entsprechend aufgewühlt bin.

Der erste Schritt wäre also *Vorsorge:* sich Zeiten zu nehmen, in denen ich dieses Achtsamkeitstraining umsetze. Wie schon gesagt, entwickelt sich daraus mit der Zeit dann wieder eine Art Automatismus, allerdings ein heilsamer, der sich immer weiter festigen kann. Doch nur dann, wenn ich das schon einmal vorsorglich trainiere, kann ich es in der konkreten Alltagssituation als Automatismus leichter abrufen. Damit ist nicht gemeint, dass ich mich vorsorglich sorge, sondern dass ich vorausschauend Vorsorge betreibe.

Diesen Zwischenschritt zwischen Theorie und Praxis, das heißt, zwischen der Theorie zu Hause auf dem Meditationskissen und der praktischen Situation, lässt sich manchmal mithilfe der bereits beschriebenen Mikropausen und durch Erinnerungshilfen überbrücken. Auf diese irgendwie verblüffend einfache Weise werden wir innerlich in unserer Achtsamkeit immer mehr gefestigt. Das Ziel aller Übungen ist nämlich nicht die Übung selbst, sondern die Verschmelzung der heilsamen Übungen mit unserem Leben, in dem Sinne, dass wir irgendwann einmal Alltag und Übung als Einheit erleben. Meditatives Arbeiten heißt schließlich nicht, arbeitend im Liegestuhl zu liegen, sondern gerade achtsames Arbeiten kann hoch konzentriertes Arbeiten bedeuten.

Unser Übungsweg verläuft also auf die folgende Weise: Zuerst üben wir sozusagen im stillen Kämmerlein, in guten und entspannten Situationen, mit der richtigen Haltung und Atmung auf dem Meditationskissen; dann legen wir immer häufiger Mikropausen ein, drücken die innere Stopp-Taste und praktizieren über längere Phasen das Heilige Innehalten, um auf diese Weise unsere Übungen zu festigen und sie auf unseren Alltag übertragen zu können. Dabei geht es darum, unsere generelle Neigung zu Automatismen zu nutzen, um auf diese Weise diese heilsame Art von Automatismen in uns zu stabilisieren. Damit festigt sich das achtsame Gewahrwerden innerhalb von zwei bis sechs Wochen spürbar, bis wir es schließlich auch in Situationen abrufen und automatisch einsetzen können, in denen wir uns nervös, unruhig oder ärgerlich fühlen.

Sollten wir unsicher darüber sein, was wir umsetzen sollen und wie wir es umsetzen sollen, können wir uns auf eine ganz einfache Grundlage zurückbesinnen. Das Einzige, worauf wir wirklich achten müssen, ist nämlich unser Körper. Das hört sich beim Geistestraining zwar immer etwas verblüffend an, doch wir fangen tatsächlich beim Körper an: bei unserer Haltung und bei unserer Atmung. Denn nur mit einem beruhigten Körper können unsere Emotionen und dann auch unsere Gedanken zur Ruhe kommen.

Entsprechend der buddhistischen Lehre ist unsere Übungspraxis generell in drei Schritten aufgebaut, damit der Weg von der Theorie zur Praxis wirklich beschritten werden kann: Auf das *Erkennen* folgt als nächste Stufe das *Verinnerlichen,* bei dem wir uns durch einen konsequenten, geduldigen und auch regelmäßigen Trainingsprozess – auch mithilfe vieler Wiederholungen – unsere Erkenntnisse ganz zu eigen machen müssen.

Dieser zweite Schritt des geduldigen Trainings wird oft ignoriert und bei buddhistischen Unterweisungen gern überhört. Wäre es nicht am einfachsten, wenn die buddhistischen Lehren und Übungen wie eine magische Medizin wirken würden? Mit dieser Vorstellung werden wir aber unweigerlich enttäuscht, denn hier gibt es keine effektiven Abkürzungen und die buddhistischen Übungen erfordern viel Geduld und noch mehr Wiederholungen.

Als dritte Stufe nach dem Erkennen und Verinnerlichen schließt sich dann das tatsächliche *Verwirklichen* an. Hierbei kommt es entscheidend auf eine wirklich tiefe vorausgegangene Verinnerlichung an, damit unsere alten Gewohnheiten und unheilsamen Muster keinen Zugriff mehr auf uns haben können oder wir dies zumindest schneller erkennen und steuern lernen. Bei dieser praktischen Umsetzung geht es aber nicht nur um unsere persönliche Problembewältigung, sondern auch darum, unsere eigenen „Erfolge" mit anderen zu teilen und unseren Mitmenschen zu helfen. Die heilsame Kraft, die gerade darin liegt, können wir bereits bei der gemeinsamen Praxis in Seminaren oder Gruppentherapien spüren.

Damit diese drei Stufen wirklich erfolgreich gemeistert werden können, stützen wir uns wiederum auf einen dreistufigen Prozess, der sich aus Vorsorge, aktueller Bewältigung und Nachsorge zusammensetzt:

- Die *Vorsorge:* Wir üben regelmäßig konkrete Maßnahmen zur Vorsorge.
- Die *aktuelle Situation:* In aktuellen Problemsituationen vertrauen wir auf verlässliche innere Ressourcen, die wir durch die konkreten Maßnahmen zur Vorsorge schaffen konnten.
- Die *Nachsorge:* Nach einer irgendwie durchgestandenen Herausforderung oder nach der Bewältigung von Konflikten nutzen wir konkrete Techniken, damit wir möglichst schnell wieder in unsere Mitte zurückfinden können.

Unser Notfallkoffer zur Vorsorge

Um das Prinzip der Vorsorge wirklich zu verstehen, müssen wir uns zunächst intensiv mit der Ersten Edlen Wahrheit beschäftigen. Wir wissen bereits, dass immer wieder Leiden auftreten wird – unvermeidbares, aber auch vermeidbares. Momentan mag es uns vielleicht ganz gut gehen, und schon neigen wir zu der Verblendung, dieser Zustand könnte anhalten und von Dauer sein. Hier müssen wir als Erstes unbedingt unser Wunschdenken, unseren eigenen naiven Idealismus erkennen, denn eigentlich wissen wir doch ganz genau, dass das nächste Problem und die nächste Krise bereits hinter der nächsten Ecke lauern.

Nach dem, was wir inzwischen darüber wissen, dürfte vermutlich kaum jemand auf die Idee kommen, während eines Orkans segeln lernen zu wollen. Im übertragenen Sinne erleben wir aber genau diese Problematik immer wieder: Bei schönem Wetter sind wir zu bequem, um zu üben, und wenn dann der Sturm heraufzieht, versuchen wir irgendwie über Wasser zu bleiben, versuchen nach irgendwelchen Hilfen zu greifen, die sich aber völlig unsicher anfühlen. Dann kommen nicht wenige zu dem Schluss, dass ihnen sowieso nichts wirklich zu helfen vermag. Wie gut wäre es doch in solchen Situationen, genau zu wissen, was zu tun ist, und auch die konkreten praktischen Methoden dafür möglichst unverzüglich abrufen und einsetzen zu können.

Ziehen wir dafür das Beispiel des *Notfallkoffers* heran, mit dem jedes Auto ausgerüstet ist. Wir hoffen zwar, dass wir diesen Koffer nicht benutzen müssen –

trotzdem steht er uns jederzeit einsatzbereit zur Verfügung. Eine solche Art Notfallkoffer im übertragenen Sinne benötigen wir jedoch ausnahmslos alle, denn im Unterschied zu der Häufigkeit von Verkehrsunfällen erleiden wir alle mit wesentlich höherer Wahrscheinlichkeit den einen oder anderen Schiffbruch im Leben. Daher nutzen wir vorausschauend die guten Momente zum Üben und nicht ausgerechnet die schmerzlichen, die unruhigen, die chaotischen.

Ein sehr wesentlicher Bestandteil dieses Notfallkoffers bezieht sich auf das oberste ärztliche und therapeutische Grundprinzip: *Mache es auf keinen Fall schlimmer, als es bereits ist.* Ärzte und Therapeuten lernen das als Erstes und sollten es sich täglich vergegenwärtigen. Wir alle sollten das bei einem Notfall unbedingt beherzigen. Wir sitzen ja bereits im Loch, da sollten wir besser aufhören zu graben.

Sparen wir also unsere Energie und verzichten auf unnützes Grübeln, Hadern und Klagen.

Wie geht denn das?, werden Sie jetzt vielleicht fragen. Erinnern Sie sich einfach an unsere Generalstrategie: Wo beginnen wir bei Unklarheiten, Fragen, Konflikten und Problemen? Ja genau, bei unserem Körper. Gehen Sie also zuerst in die aufrechte Haltung hinein und atmen Sie tief in den Bauch.

Der Notfallkoffer zur Vorsorge enthält noch einige weitere Utensilien, die Sie bereits kennen. Vor allem die Meditation kann Ihnen als stabiles Fundament dienen. Dafür brauchen Sie allerdings mindestens eine etwas längere reguläre Übungseinheit pro Tag, das Minimum sind 10 bis 15 Minuten. Wenn Sie es schaffen, jeden Tag 15 Minuten früher als gewöhnlich aufzustehen und dazu noch jeden Abend die Viertelstunde vor einer sich stetig wiederholenden Tätigkeit für Ihre Übung zu nutzen, können Sie eine heilsame Gewohnheit in sich festigen, die Sie dann in Krisen gut aktivieren können.

Zu diesen regulären Übungseinheiten kommen noch einige weitere Methoden hinzu, die Ihnen auch schon bekannt sind. Dazu gehören über den ganzen Tag verteilte Mikropausen, wofür Sie möglichst stündlich oder zweistündlich kurze Unterbrechungen einlegen – und zwar ungeachtet dessen, was Sie gerade tun, überall und fast jederzeit. Die Bauchatmung können Sie beispielsweise auch dann praktizieren, wenn Sie im Bus oder in der U-Bahn sitzen. Auch die bereits vorgestellten Achtsamkeitsübungen, öfter einmal die innere Stopp-Taste zu drücken oder das Heilige Innehalten zu praktizieren, sind hier zu erwähnen.

Je nachdem, nach etwa zwei bis sechs Wochen, hat sich diese neue Gewohnheit dann so in Ihnen gefestigt, dass sie sich zu einer Nervenautobahn herausbilden kann. Bis zu diesem Zeitpunkt nutzen Sie dafür Erinnerungshilfen: irgendein Objekt für den Schreibtisch, eine Erinnerungsfunktion für den Computer oder, wenn Sie unterwegs sind, das Handy, das einmal pro Stunde auf Vibrationsalarm programmiert wird. Ähnlich wie sich viele negative Kleinigkeiten zu großen Problemen auftürmen können, so summieren sich auch viele kleine heilsame Mikro-Aktivitäten zu einer ungeahnt großen heilsamen Wirkung.

Auf diese Weise könnte sich die Vorstellung des Wartens aus unserem Bewusstsein tilgen: Wir warten nicht mehr, sondern erhalten wieder eine Gelegenheit zum Üben und sind dankbar dafür. In einer längeren Übungszeit können wir beispielsweise testen, wie lange wir unsere Atemzüge zählen können, bevor sich ein Gedanke einstellt. Sobald dann ein Gedanke in unser Bewusstsein tritt, beginnen wir wieder bei Null.

Einige von uns benötigen vielleicht eher eine Aktivierung, doch erfahrungsgemäß leiden die meisten von uns unter zu viel Stress und brauchen daher Hilfen zur Selbstwahrnehmung, zur Selbstentlastung und Selbstberuhigung. Hierfür bieten sich Entspannungsübungen an, wie Autogenes Training oder Progressive Muskelentspannung. Noch effektiver sind allerdings Übungen, bei denen die geistigen Prozesse ganz konkret einbezogen werden: in erster Linie die verschiedenen Formen der Meditation. Wem die Sitzmeditation noch schwerfällt, der versuche es mit Gehmeditation.

Bei der Gehmeditation heben Sie einen Fuß, atmen ein und machen einen Schritt vorwärts. Beim Aufsetzen des Fußes atmen Sie langsam aus, verweilen einen Augenblick in der Stille und atmen beim Anheben des anderen Fußes wieder ein und beim Absetzen des Fußes wieder aus. Das ist eine langsame Variante der Gehmeditation, die gerade aufgrund ihrer Langsamkeit besonders zu Anfang sehr hilfreich ist. Auf diese Weise treten Sie in Kontakt zu Ihrem Atem, den wir in der Regel kaum je zur Kenntnis nehmen. Sie werden, wenn Sie es probieren, merken, wie sich die Dinge in Ihnen zu verändern beginnen.

Die regelmäßige Übungspraxis führt zu einer spürbaren Intensivierung unserer Fähigkeiten zur Selbstregulation. Die vielen heilsamen und positiven Auswirkungen einer regelmäßigen Meditationspraxis gelten heute als wissenschaftlich gesichert: Meditation macht uns unabhängiger von äußeren Einwirkungen. Sie steigert unsere Konzentrationsfähigkeit und ebenso unsere Fähigkeit zur Introspektion, um uns selbst besser wahrnehmen zu können. Nur mit dieser Grundlage lernen wir uns selbst besser kennen und auch lenken. Das ist unumgänglich auf dem Weg zur Befreiung.

Ein weiterer Aspekt der Vorsorge betrifft nicht zuletzt auch unseren *Lebensstil.* Wenn wir nämlich nur einzelne Übungen praktizieren, um damit ins Gleichgewicht kommen zu wollen, aber weiterhin gedankenlos verschiedene Genussgifte oder andere Konsumgüter konsumieren, dann werden wir keine echten Fortschritte machen können oder mühsam erreichte Fortschritte auch schnell wieder verlieren. Mit dieser Thematik kommen wir zur Vierten Edlen Wahrheit. Sie handelt vom Rechten Weg für die Praxis und beantwortet die Frage, in welchen Bereichen wir unser Wissen über die Befreiung vom Leiden praktisch umsetzen können.

Wir folgen dem Rechten Weg

(Die Vierte Edle Wahrheit)

In Buddhas berühmter erster Lehrrede über das Ingangsetzen des Rades der Lehre wird im Rahmen der Vier Edlen Wahrheiten als letzte Wahrheit der Rechte Weg beschrieben, der auch als der *Edle Achtfache Weg* bezeichnet wird. Wie die dritte Wahrheit handelt auch die vierte davon, was wir selbst tun können, um das Leiden zu beenden und zur Befreiung zu gelangen. Dieser Weg steht auch mit den beiden anderen Grundprinzipien aus Buddhas erster Lehrrede in Verbindung: im Hier und Jetzt für sich selbst und andere von Nutzen zu sein und auf dem Mittleren Weg zu bleiben. Der Edle Achtfache Weg verweist auf die folgenden Lebensbereiche:

1. unsere Sicht
2. unsere Entschlossenheit
3. unser Reden
4. unser Handeln
5. unser Lebensunterhalt
6. unser Bemühen
7. unsere Achtsamkeit
8. unsere Konzentration

Die Vierte Edle Wahrheit ist ein weiterer Eckpfeiler der buddhistischen Lehre und benennt präzise diejenigen Lebensbereiche, auf die wir unsere besondere Aufmerksamkeit richten sollten. Diese acht verschiedenen Aspekte können wir zur Ergründung unseres Lebensstils einmal selbstkritisch beleuchten. Der Zusammenhang zwischen Lebensstil, Bewusstsein und Gesundheit ist mittlerweile gut bekannt und auch wissenschaftlich bestätigt. Damit gibt uns dieser Pfad wichtige Wegweiser an die Hand, die wir auch als Präventivmaßnahmen verstehen und umsetzen können. Nur mit regelmäßigen Übungen zur Vorsorge werden wir einen heilsamen Einfluss auf unseren Lebensstil ausüben können. Unser alter Lebensstil, lediglich mit ein paar Tricks angereichert, wird uns in den sicher noch folgenden Krisen- und Problemphasen vermutlich keine große Hilfe sein können.

Im Rahmen der Buddhistischen Psychotherapie berichten Menschen, die schon länger Yoga machen oder meditieren, oft davon, dass sie das Gefühl von Stagnation haben, weil es ab einem Punkt nicht mehr weitergeht. Die ersten schnellen Anfangserfolge verpuffen bald und dann stehen wir als Therapeuten vor einem Problem. Bei der Problemanalyse sind wir dann sehr oft auf die Thematik des Lebensstils gestoßen. Es ist eben unrealistisch, alles genau so weiterzumachen wie bisher, nur um ein bisschen Meditation aufgebessert, und sich davon eine wirkliche Veränderung zu erhoffen. Um es noch deutlicher zu formulieren: Die Wirkungskraft unserer regelmäßigen Übungen kann sich nur dann entfalten, wenn wir ihnen eine echte Chance dafür geben. Und das kann nur geschehen, wenn wir einige heilsame Prinzipien beachten.

Das heißt, wir kommen an einem bestimmten Punkt nicht um eine Entscheidung herum. Diese beinhaltet die Frage, was heilsam für uns ist und was nicht und ob wir das Unheilsame in Zukunft nach und nach geduldig, doch entschlossen aufgeben möchten. Wenn wir durch Selbstreflexion oder mit therapeutischer Hilfe unser oft unbewusstes Agieren, unseren Konsumzwang nach Giften und andere unheilsame Verhaltensweisen erkannt haben, können wir ganz praktische Gegenmaßnahmen ergreifen.

Alle Fenster schließen

Sehr hilfreich bei der praktischen Umsetzung unserer Erkenntnis ist die Übung *Alle Fenster schließen,* der wir beim Umgang mit unserer Neigung zum Grübeln bereits begegnet sind.

Ziehen wir zum Vergleich ein Bild heran, dem diese Übung auch ihren Namen verdankt und das von Thich Nhat Hanh stammt: Wenn wir im Sommer unsere Wohnung verlassen, ohne vorher die Fenster zu schließen, dann kann ein heftiges Gewitter einiges Chaos in der Wohnung anrichten. Ein Windstoß kann alles tüchtig durcheinanderwehen. Entsprechend können wir lernen, unsere Sinnestore häufiger zu verschließen, damit weniger Unrat in unser System eindringen kann und weniger durcheinandergewirbelt wird. Viele von uns leiden nämlich unter zu viel Input, weil der Strom von ankommenden Reizen einfach kein Ende nimmt – und droht er doch irgendwann ein Ende zu nehmen, erleben wir dann fast schon Entzugssymptome, werden nervös oder genauer: spüren vielleicht zum ersten Mal unsere Grundnervosität. Alternativ begehen wir in solchen Situationen oft auch den Fehler, die entstehende Ruhe als Langeweile fehlzuinterpretieren.

Versuchen wir es doch einmal damit, uns täglich eine feste Zeit zu setzen, wo wir den Input von außen so weit wie möglich ausschalten oder zumindest reduzieren: kein Fernsehen, kein Computer, kein Internet, kein Telefon und auch kein Handy, keine Musik, selbst Zeitschriften und Bücher beiseite lassen. Wie wird sich das wohl für uns anfühlen? Können wir das überhaupt aushalten – und wie lange? So manch einer wird in dieser ungewohnten Ruhe vielleicht sogar etwas wie Entzugserscheinungen erleben – ähnlich wie ein Süchtiger.

Die fünf Lebensregeln

Neben der kritischen Selbstreflexion des eigenen Konsumverhaltens werden im Rahmen der Buddhistischen Psychotherapie auch fünf Lebensregeln angeboten. Sie sind aus den Fünf Regeln für Laien abgeleitet, die von Buddha selbst formuliert wurden und die sich seitdem bewährt haben. Sie werden hier als Anregung zum Selbstversuch verstanden. Jeder kann sie zunächst einmal vier Wochen lang ausprobieren und individuell auf sich abstimmen. Wir sind dazu eingeladen, selbst zu erproben, wie sich die Einhaltung dieser vorgeschlagenen Regeln auf uns und unser Leben auswirkt. Im Grunde genommen handelt es sich dabei um Verhaltensweisen, die sich fast automatisch von selbst einstellen, wenn wir uns wirklich ernsthaft auf den spirituellen Weg begeben.

1. Wir achten darauf, kein Lebewesen bewusst zu töten oder zu verletzen

Auf den ersten Blick erscheint das womöglich als eine Selbstverständlichkeit, doch bei genauerer Prüfung sind darin vielleicht weiterführende Aspekte enthalten, wie beispielsweise die Aufforderung zu einer vegetarischen Lebensweise.

Hier könnte ein Selbstversuch für eine vorher festgelegte Zeit durchgeführt werden, um selbst zu erfahren, wie es sich auswirkt, seine Ernährung einmal umzustellen. Wir können auch unsere Achtsamkeit erhöhen, indem wir darauf verzichten, Tiere in lebenswerte und lebensunwerte Kategorien einzuteilen. Damit unterlassen wir es beispielsweise auch, ständig Insekten zu erschlagen oder mit dem Staubsauger wegzusaugen. Da die buddhistische Praxis empfiehlt, nicht nur Unheilsames zu vermeiden, sondern auch Heilsames zu fördern, treten wir für den aktiven Schutz von Menschen und Tieren ein.

2. Wir achten darauf, nichts zu stehlen oder zu nehmen, was uns nicht gegeben wurde

Wahrscheinlich stehlen wohl die wenigsten von uns in krimineller Absicht, doch die Mitnahme von solchen Kleinigkeiten wie Büromaterial, das Naschen am Obststand, das stillschweigende Einbehalten von zu viel Wechselgeld, die Angaben bei der Steuererklärung etc. fallen bei genauer Betrachtung ebenfalls unter diese Regel. Dazu gehört auch, dass wir eine Zeit lang nichts einfordern, was uns nicht gegeben wird.

3. Wir pflegen einen achtsamem Umgang mit Beziehungen, Sexualität und Partnerschaft

Dieses Thema ist sehr vielschichtig. In erster Linie sollten wir darauf achten, wie sich unser jeweiliges Verhalten nicht nur auf andere, sondern auch auf unseren Geist auswirkt. Das Bemühen darum, Leiden zu vermeiden, möglichst niemanden zu verletzen sowie friedfertig und gewaltfrei zu kommunizieren, steckt ebenfalls in diesem Thema. Beim Umgang mit Leidenschaft und Sexualität auf dem Mittleren Weg zu bleiben dürfte für viele von uns eine echte Herausforderung bedeuten.

4. Wir pflegen eine achtsame und gewaltfreie Kommunikation

Wie schon beim Thema Partnerschaft erwähnt, stehen auch hier Probleme in unserer Kommunikation im Mittelpunkt. Es geht also nicht nur darum, Lügen und grobe Worte zu vermeiden, sondern auch keine verbalen Pfeile auf Kosten anderer abzuschießen. Als Übung zum Umgang damit legen wir immer wieder neue Zeiten fest, in denen wir uns bewusst um eine gewaltfreie und respektvolle Kommunikation bemühen. Das heißt allerdings nicht, alle negativen Impulse und Reaktionen einfach zu schlucken. Der Ton macht die Musik, also achten wir auf diesen Ton. Wir arbeiten an unserer Selbstbeherrschung und lernen unseren oft selbsttätig agierenden Verstand zu zügeln.

5. Wir achten darauf, den Konsum von Substanzen zu vermeiden, die unseren Geist trüben

Zu diesen Substanzen gehören nicht nur Alkohol, Nikotin und andere stoffliche Drogen. Im weitesten Sinne sind mit Giften alle Formen des Konsums gemeint, die unseren Geist eintrüben oder auf sonstige Weise manipulieren. Auch sogenannte Genussgifte wie Kaffee oder Tee, die wir auf die Dauer nicht unbedingt aufgeben möchten, sowie gewohnheitsmäßige Süchte wie zu hoher Fernseh- und Internetkonsum zählen dazu. Auch hier könnte es hilfreich sein, einen Zeitrahmen festzulegen und in einem Selbstversuch zu erfahren, wie sich ein vollkommener Verzicht auf solche Gewohnheitsmuster auswirkt.

Vielleicht fallen Ihnen selbst ja noch ein oder zwei individuelle Regeln ein, die Sie als Experiment eine Weile ausprobieren möchten. Auch das Aufstellen *eigener* Regeln gehört damit zur Vorsorge. Sehr viele Menschen erleben solche Regeln tatsächlich schon bald als Erleichterung, zumal wenn es spürbar wird, wie heilsam sie sich auswirken. Sie merken dann auch, dass der Begriff „Regeln" sich irgendwie nicht mehr stimmig anfühlt. Es ist zum eigenen Bedürfnis geworden.

Unsere Ressourcen in Konfliktsituationen

Nehmen wir die Aufforderung zur Vorsorge ernst und praktizieren regelmäßig die hier vorgestellten Handlungsansätze und Übungen, erhöhen wir damit unsere Chancen im Umgang mit den immer wieder auftretenden Problemen, Krisen und Konfliktsituationen ganz erheblich. Doch wie können wir konkret auf Herausforderungen und Krisen reagieren? Was passiert, wenn wir ins kalte Wasser springen müssen oder hineingestoßen werden? Wie sieht dieser Realitäts-Check dann aus?

Erinnern wir uns als Erstes wieder an das oberste therapeutische und ärztliche Grundprinzip: *Mache es nicht noch schlimmer, als es bereits ist.* Erstaunlicherweise verhalten wir uns aber in der Regel dem genau entgegengesetzt. Etwas Schmerzliches passiert, doch anstatt das Problem einzugrenzen und nach einer Lösung zu schauen, beginnen wir damit zu hadern, anderen oder uns selbst Vorwürfe zu machen und darüber zu grübeln. Pausenlos werden die sprichwörtlichen „zweiten Pfeile" von uns abgeschossen. Wir sind wie gefangen und unsere Aufmerksamkeit ist von dem akuten Problem völlig in Anspruch genommen.

Ohne eine regelmäßige Vorsorge können wir nicht oder nur äußerst schwer erkennen, dass wir wieder einmal in unserem Karussell unterwegs sind und von Automatismen gefangen gehalten werden. Ohne Geistesschulung könnte uns in dieser Situation bestenfalls eine gewisse Frustrationsgrenze helfen und uns die nötige Energie schenken, um wie eine Schlange, die sich häuten muss, aus unserer alten Haut herauszuschlüpfen.

Das wollen wir aber besser nicht dem Zufall überlassen. Wir machen einen sehr großen Entwicklungsschritt, wenn es uns mithilfe unseres Geistestrainings gelingt zu merken: Aha, jetzt passiert es wieder! Dann suchen wir auch nicht überstürzt nach irgendwelchen Handlungsalternativen, sondern drücken wieder einmal unsere innere *Stopp-Taste* und schauen genau hin, um zu erkennen, wie der Automatismus funktioniert und wie sich das Muster abspult.

Oft können wir dann aber kein klar erkennbares Muster wahrnehmen, sondern ein ziemliches inneres Chaos, denn insbesondere in Krisenzeiten entsteht ein diffuses Gemisch aus Gedanken, Emotionen und Körperreaktionen in uns. Genau dieses Gemisch gilt es nun genauer zu beleuchten. Dafür können wir rasch einige der bereits vorgestellten Maßnahmen zur Vorsorge nutzen, wie beispielsweise die Bauchatmung, die Mikropausen und natürlich die Meditation. Durch diese Übungen sollten wir über eine ausreichend gute Fähigkeit zur Introspektion verfügen und uns auch selbst zur Ruhe bringen, unsere körperlichen Reaktionen herunterfahren und unseren Geist klären können. Je bewusster und regelmäßiger wir vorher geübt haben, umso weniger werden wir in einer kritischen Situation überlegen müssen, was wir jetzt wohl am besten tun, sondern wir tun es einfach ganz automatisch.

Dann lenken Sie Ihre Achtsamkeit ganz auf das Hier und Jetzt. In einem ersten Schritt untersuchen Sie die drei Instanzen: Ihre körperliche Verfassung, deren Auswirkungen auf Ihre Emotionen und schließlich Ihre Gedanken. Sie differenzieren möglichst genau, welche körperlichen Reaktionen auftreten; welche Emotionen sich melden und möglichst auch, wo sie im Körper angesiedelt sind; welche gedanklichen Reaktionen auftreten. Achten Sie genau darauf, ob und wie diese drei Instanzen, der Körper, die Emotionen und die Gedanken, sich bereits durch die bloße achtsame Gewahrwerdung verändern.

Es wird vermutlich immer wieder Situationen geben, die uns überfordern, so dass wir vielleicht nicht wissen, was wir zuerst tun sollen. Auch hier lautet dann wieder die sehr einfache Instruktion: *Wir beginnen immer auf der körperlichen Ebene.* Wenn wir uns körperlich unwohl fühlen, wenn wir traurig, ängstlich oder wütend sind, wenn eine Entscheidung ansteht, der wir uns nicht gewachsen fühlen, wenn wir in einen Streit verwickelt sind, wenn wir Konflikte erleben, wenn wir am Arbeitsplatz Probleme bekommen – immer achten wir zuerst auf unseren Körper, lockern ihn, umsorgen ihn wie ein Kind und dadurch erhält auch unser Geist seinen Frieden. Damit realisieren wir auch das Grundprinzip, es nicht noch schlimmer zu machen.

Auch die uns schon bekannte *Königshaltung/Königinnenhaltung* kann dann sehr hilfreich sein. Damit können wir uns auch unserer intakt gebliebenen Würde, unserer Unversehrtheit versichern. Wir bewegen uns wie ein König oder eine Königin, in aufrechter Körperhaltung und gehen dabei weder in die Überstreckung noch in eine gebeugte Haltung. Auch die Kopfhaltung ist aufrecht, nicht zu hoch und nicht zu tief. Es könnte eine spannende Übung sein, zum Beispiel vor dem Spiegel zu ergründen, ab welchem Neigungswinkel unser Kinn aus uns einen eher unterwürfigen, einen aufrechten oder einen überheblichen Menschen macht. Ist das Kinn und damit die Nase vielleicht zu hoch, neigen wir etwa dazu, hochnäsig zu sein?

Wenn wir durch ein adäquates körperliches und geistiges Training dazu in der Lage sind, uns selbst relativ rasch in einen ruhigen und geistig klaren Zustand zu versetzen, können wir uns mit unseren Problemen auf einer wesentlich konstruktiveren Basis auseinandersetzen. Erst dann verfügen wir über ein sicheres Fundament und können, darauf aufbauend, alle auftretenden Konflikte angehen.

Strategien zur Konfliktlösung

Es gibt vier praktische Ansatzpunkte für eine konstruktive Konfliktlösung:

1. Wir flüchten oder schaffen inneren oder äußeren Abstand, wenn wir uns von der Konfliktsituation beispielsweise überfordert fühlen und eine Ruhepause brauchen.

2. Wir kämpfen und bemühen uns, krempeln die Ärmel hoch und packen den Stier bei den Hörnern.

3. Wir erkennen die Chance, aus diesem Konflikt etwas zu lernen.

4. Und das ist die fortgeschrittenste Übung: Wir erkennen den Konflikt als Illusion. Alles, was wir wahrnehmen, ist nicht mehr als Schallwellen auf unserem Trommelfell, Lichtphotonen auf der Netzhaut, Moleküle an den Geruchssensoren oder die Stimulation verschiedener Rezeptoren auf unserer Haut – der Rest ist unsere Konstruktion. Ebenso können wir auch unser Ego im buddhistischen Training immer wieder als Hilfskonstruktion erkennen.

Darüber hinaus müssen wir uns selbst immer wieder kritisch fragen, wie wichtig das aktuelle Problem in zehn oder gar hundert Jahren wohl sein wird. Vieles, was wir gegenwärtig erleben, sollten wir auch im Hinblick auf unsere Vergänglichkeit überprüfen und uns die Frage stellen, welches Lebensthema wir haben und welchen Stellenwert die jeweiligen Probleme darin einnehmen sollen.

Die Verarbeitung von Konflikten als Nachsorge

Trotz unserer Vorsorge und den dadurch verbesserten Möglichkeiten, in einer Konfliktsituation für uns zu sorgen, können wir dennoch nicht alle Schwierigkeiten von uns fernhalten oder sofort lösen. Es ist ganz normal und menschlich, dass wir manchmal von etwas überrascht werden, nicht adäquat reagieren können oder sogar scheitern. Und es hilft nichts, in manchen Situationen müssen wir auch etwas Unangenehmes schlucken. Dafür gibt es dann diese dritte Stufe unserer Übungspraxis, die Nachsorge: Wenn wir eine schwierige Situation durchlebt haben, müssen wir danach besonders achtsam mit uns umgehen. Es geht dabei um die adäquate Verarbeitung des Geschehens. Hier liegt zwar oft das Arbeitsfeld der Psychotherapie, aber viele von uns wollen vielleicht auch selbst der eigene Psychologe sein.

Wir wissen heute, dass sich alles festigt, was wir wiederholen. Das heißt auch, wenn wir im Rahmen der Therapie ebenfalls ständig um dieselben Themen kreisen und unsere Probleme damit ständig wiederholen, besteht eine sehr hohe Gefahr der Verfestigung. Also erinnern wir uns auch hier wieder an das erste therapeutische und ärztliche Grundprinzip: *Mache es nicht noch schlimmer, als es bereits ist.* Diesen Satz können wir uns gar nicht oft genug einprägen.

Wir alle neigen dazu, auch dann, wenn eine problematische Situation bereits durchgestanden ist, alles nochmals und nochmals durchzugehen und darüber nachzugrübeln. Nachdem ein Problem aufgetreten ist, scheinen wir Menschen damit besonders gern Karussell zu fahren. Die Problematik ist bekannt: Wenn wir Probleme durchlebt haben, dann sind wir wahrscheinlich wieder mit hohem Tempo auf unseren inneren Nervenautobahnen unterwegs. Ob nun Ängste, Trauer oder Wut mit hineinspielen, in jedem Falle benötigen wir auch hier wieder eine Deaktivierung unseres inneren Stresszentrums, des Sympathikus, und eine Aktivierung unseres inneren Ruhepols, des Parasympathikus. So können wir die Geschwindigkeit drosseln, mit der wir auf diesen inneren Autobahnen unterwegs sind, was uns vielleicht die Chance gibt, eine Ausfahrt zu finden: eine Ausfahrt zu einem heilsameren Persönlichkeitsanteil. Das Betätigen der inneren Stopp-Taste ist ebenfalls eine hilfreiche Maßnahme dafür.

Ein sehr guter therapeutischer Ansatz besteht auch darin, unsere Probleme, ob diese nun akut oder bereits vergangen sind, durch heilsame Techniken der Selbstregulation anzugehen. Die eigentliche Kunst beruht darin, Heilsames auf das Unheilsame einwirken zu lassen. Das heißt, die Probleme werden nicht nur bearbeitet und die Schwächen geschwächt, sondern es werden auch die Ressourcen, also die Stärken, gestärkt. Der heilsame Umgang mit eigenen Schwächen und auch vermeidlichen Schwächen kann ein recht spannendes Thema sein.

Verzeihen und loslassen lernen

Es gibt viele Möglichkeiten zur Eingrenzung und Abschwächung unserer Probleme, eine davon ist das Verzeihen und Loslassen. Wir können es mit Ritualen versuchen, zum Beispiel eine Liste mit Problemen aufschreiben und sie dann verbrennen, doch es hat sich gezeigt, dass deren Wirkung oft nur von kurzer Dauer ist.

Das Problem dabei könnte eine noch ungeklärte Ausgangslage sein. Wie auch sonst müssen wir hierbei zuerst unsere eigene Haltung und die damit verbundenen Absichten selbstkritisch ergründen. Es könnte immerhin sein, dass wir eigentlich zwar loslassen wollen, innerlich aber noch an der Vorstellung hängen, uns sei Unrecht geschehen und wir seien im Recht. Lieber im Rechthaben untergehen, als nachgeben und loslassen.

Natürlich gibt es aber auch noch zahlreiche weitere Gründe, weshalb wir glauben, festhalten zu müssen. Werfen wir einen kritischen Blick in den Spiegel und geben uns eine ehrliche Antwort auf die Frage: Was wollen wir wirklich – kämpfen, ausharren oder loslassen?

Wir haben bereits in einem früheren Kapitel gelernt, wie wir hartnäckige und für uns sogar quälende Grübel-Gedanken loslassen können. Diese Übung besteht aus zwei aufeinanderfolgenden Stufen. Hier wollen wir nochmals kurz die entscheidenden Schritte zusammenfassen:

Eine ausführlichere Übungsanleitung finden Sie als Übung 6 „Loslassen“ auf der beiliegenden CD.

1. Nehmen Sie eine entspannte Haltung ein, konzentrieren Sie sich und schreiben Sie ein gerade erst bewältigtes Thema oder Problem auf einen Zettel.

2. Nehmen Sie diesen Zettel in Ihre geschlossene Faust, konzentrieren Sie sich nochmals, strecken Sie Ihren Arm nach vorn und lassen Sie den Zettel los.

3. Nehmen Sie alle Empfindungen wahr, die auftauchen.

Die meisten von Ihnen werden den Zettel wahrscheinlich fallen lassen.

4. Nehmen Sie in einem nächsten Schritt den Zettel nochmals in die Faust und strecken Sie Ihren Arm wieder nach vorn, stützen Sie dieses Mal aber Ihren Ellenbogen auf Ihren Oberschenkel oder die Stuhllehne auf. Drehen Sie Ihre Faust so, dass Ihre Handinnenfläche nach oben zeigt, öffnen Sie die Faust – und lassen los.
5. Nehmen Sie alle Empfindungen wahr, die auftauchen.

Auf diese Weise müssen Sie den Zettel, also das, was auf dem Zettel steht, nicht fallen lassen, wenn Sie innerlich noch nicht bereit dazu sind, sich endgültig von dem Thema zu trennen. Vielleicht fürchten Sie sich unbewusst vor einer Verlusterfahrung, die auch mit dem Gefühl eines Kontrollverlusts zu tun haben kann. Sie lassen bei dieser zweiten Variante zwar los, verlieren aber trotzdem die Kontrolle über das Geschehen nicht.

Heilsame Wiederholungen durch kleine Rituale

Unsere bekannte Neigung zu Automatismen können wir auch positiv dafür nutzen, uns heilsame Rituale anzugewöhnen. Diese können uns zum Beispiel darin unterstützen, nach einer Situation, die wir als Konflikt erlebt haben, innerlich schneller wieder in unsere Mitte zurückzukommen. Wenn wir vor jeder Meditation bewusst ein Teelicht anzünden, dann könnten Teelichter zukünftig eine sehr heilsame Wirkung in uns auslösen. Auch wenn wir vor einer heilsamen Handlung ein Gebet sprechen oder eine Dankesgeste ausführen, kann diese Art von heilsamer Reizkopplung zu recht festen Assoziationen führen. Dann wirken diese Schlüsselreize tatsächlich wie Schlüssel für unsere inneren Türen, hinter denen sich hilfreiche Möglichkeiten auftun können.

Wenn wir auf unsere heilsamen Eigenschaften wie liebende Güte, Mitgefühl, Freude oder Gleichmut meditieren, dann werden die dadurch angeregten Nervenzellen aktiv. Unsere heilsamen Persönlichkeitsanteile sind in unserer linken Gehirnhälfte lokalisiert, ungefähr im Bereich hinter unserer linken Augenbraue. Haben wir in der Meditation einen dieser heilsamen Anteile in uns aktiviert, können wir uns achtsam leicht an der linken Augenbraue kratzen und uns gleichzeitig vorstellen, dass in diesem Augenblick die dahinterliegenden Nervenzellen uns tatsächlich einen gütigen Geisteszustand vermitteln. Auf diese Weise und mithilfe einiger Wiederholungen koppeln wir die Geste des sanften Kratzens an der linken Augenbraue mit dem Entstehen einer heilsamen Eigenschaft in uns. Das kann uns schon bald in die Lage versetzen, durch sanftes Kratzen der linken Augenbraue in schwierigen Momenten einen sehr heilsamen Geisteszustand in uns hervorzuholen. Nachdem zunächst die konzentrierte Meditation und das sich anschließende Kratzen einen Zustand der Güte erweckt haben, kann später nur das Kratzen allein diesen Zustand gewissermaßen wieder anknipsen. Durch weitere Wiederholungen können wir unseren Weg zu hilfreichen Verhaltens- und Empfindungsweisen in Zukunft stark beschleunigen und abkürzen.

Der Beitrag der Buddhistischen Psychotherapie

Wenn sich allerdings im Laufe eines längeren Zeitraums bereits sehr unheilsame Anteile in uns verfestigt haben, dann benötigen wir vermutlich professionelle Hilfe. Dafür bietet die Buddhistische Psychotherapie viele und ganz unterschiedliche Möglichkeiten. Die Arbeit an unheilsamen Persönlichkeitsanteilen ist ein wesentlicher Aspekt bei allen Richtungen der Psychotherapien. Der Ansatz der Buddhistischen Psychotherapie wirkt hier sehr integrativ und harmonisierend. Es wird nicht versucht, solche unheilsamen Anteile einfach zu eliminieren, sondern die verschiedenen Anteile zu integrieren. Darüber hinaus werden auch heilsame Zustände kultiviert und innere Ressourcen gezielt aktiviert, denn die BPT sucht nämlich nicht nur Probleme zu bewältigen, sondern insbesondere auch das menschliche Potential zu fördern.

Der auf uns lastende Druck, der Stress von außen besteht spürbar, und leider setzen wir uns selbst auch noch zusätzlich unter Druck. Als Resultat davon nehmen wir dann die unterschiedlichsten Symptome und Beschwerden bei uns wahr. Mit den Methoden der Buddhistischen Psychotherapie können diese Abläufe etwas genauer betrachtet und analysiert werden. Sie helfen dabei, solche Fragen zu beantworten wie: Wie wirken äußere Einflüsse auf uns, und wie können wir uns davon unabhängig oder zumindest unabhängiger machen? Warum reagieren wir in dieser Weise, und welche inneren Abläufe führen in der Folge dann zu Problemen?

Die Buddhistische Psychotherapie arbeitet daran, Hilfesuchende selbst erkennen zu lassen, was sie blockiert und wie sie selbst an einer Lösung dafür mitwirken können. Für diese Herangehensweise werden vielfältige Erfahrungen eingesetzt, welche die Erkenntnisse aus den buddhistischen Lehren, Übungen und Praxisanweisungen, den Neurowissenschaften, der Psychotherapie, der Psychologie und anderen Wissenschaften nutzbar machen. Dabei wird der Frage nachgegangen, wie wir heilsame Gedanken und Vorhaben möglichst leicht und erfolgreich in die Tat umsetzen und noch nicht genutzte Ressourcen aktivieren können. Bei dieser Herangehensweise wird eben nicht nur Negatives gemindert oder ganz aufgelöst, sondern wir kümmern uns auch aktiv um das in jedem vorhandene heilsame Potential. Damit ist diese Behandlungsform nicht nur dann geeignet, wenn es uns schlecht geht, sondern sie kann auch oder vielleicht sogar gerade in einer momentan guten Phase sehr sinnvoll genutzt werden. Wir betreiben sozusagen Vorsorge und bemühen uns um Weiterentwicklung – hin zur Befreiung. Und diesen Weg können wir natürlich dann etwas leichter beschreiten, wenn unser Leidensgepäck nicht so schwer wiegt.

Ein zentraler Aspekt der buddhistischen Lehre und Praxis allgemein sowie auch der BPT ist die Konzentration auf unsere Selbstverantwortlichkeit. Dies ist ein ganz entscheidender Punkt, wenn wir etwas Heilsames bewirken wollen. Das bedeutet, dass wir unsere *Selbstverantwortung* und auch unsere *Selbstwirksamkeit* erkennen, verinnerlichen und verwirklichen.

Es mag vielleicht etwas widersprüchlich klingen, wenn wir hören, dass wir einerseits einfach nur innehalten, den Augenblick wahrnehmen und erkennen sollen, dass alles, was wir benötigen, bereits da ist. Andererseits erhalten wir jedoch die Instruktion, dass wir uns bemühen und regelmäßig Übungen durchführen müssen, um überhaupt einen Weg in die Befreiung finden zu können. Ein scheinbares Paradox, dessen Auflösung lautet: Aus der Perspektive des befreiten Geistes sind alle Anstrengungen überflüssig, doch aus unserer Perspektive von noch existierenden Konflikten, noch bestehenden geistigen Ursachen dafür, Leiden selbst zu erfahren und auch zu bewirken, sind alle Bemühungen äußerst wichtig und durchaus notwendig.

Die Buddhistische Psychotherapie ist generell auf das Ziel ausgerichtet, dass wir uns nicht *von,* sondern *inmitten* all unserer Belange, unserer Konflikte und Schwierigkeiten befreien. Diese Zielvorgabe ist für die Verarbeitung von Problemen von sehr großer Wichtigkeit. Wir treten hier gewissermaßen einen Schritt zurück, in das Auge des Sturms. Auch wenn es um uns herum tobt, verfügen wir alle über diesen inneren Rückzugsort. Wir werden die äußeren Bedingungen nicht immer unmittelbar verändern können, und auch unsere eigenen Emotionen können wir nicht einfach abschalten und sollen das auch gar nicht. Wir lernen jedoch, gut damit umzugehen – und zwar inmitten unseres Lebens und genau im Hier und Jetzt.

Alle Behandlungsansätze der Buddhistischen Psychotherapie, alle individuellen Übungen sind stets auf das Hier und Jetzt ausgerichtet, denn Befreiung kann nie in der Vergangenheit liegen und wird sich auch in der Zukunft nicht einfach von selbst einstellen. Wir nutzen alle sich uns anbietenden Möglichkeiten, um immer wieder aufs Neue im Hier und Jetzt anzukommen. So unspektakulär uns manche dieser Maßnahmen vielleicht auch erscheinen mögen, ihr stetiges Wiederholen kann zu deutlich wahrnehmbaren Veränderungen führen.

Mikropausen wirken zum Beispiel unterstützend dafür, die Fortschritte und Erfolge unserer Übungen in den Alltag hineinzutragen. Das Ziel aller Übungen ist letztendlich ja die Verschmelzung zwischen Übung und Alltag: Der Alltag *ist* die Übung.

Eine Therapie wie ein Perlennetz

Während eine Psychotherapie sich gewöhnlich aus Einzelsitzungen zusammensetzt und ihr Ablauf mit dem Aufziehen einer Perlenkette vergleichbar ist, könnte die Buddhistische Psychotherapie BPT eher mit einer Vernetzung vieler Perlenketten verglichen werden, einer Art *Perlennetz* aus ganz unterschiedlichen heilsamen Wirkfaktoren. In den Gruppenbehandlungen finden wichtige Unterweisungen und gemeinsame Erfahrungen statt, die dem besseren Verständnis dienen und den Zugang erleichtern helfen. Die unterschiedlichen Themen aus den Bereichen Psychologie, Psychotherapie und Medizin werden ebenso alltagstauglich und leicht verständlich angeboten, erklärt, beschrieben und gemeinsam diskutiert wie die notwendigen Lehrinhalte aus den buddhistischen Weisheiten und Praxisübungen. Die gemeinsamen Meditationen und die Übungsanleitungen in der Gruppe festigen die Motivation und regen die Bereitschaft für das eigenständige Training an. Die Einzelgespräche können für alle persönlichen und vertraulichen Themen genutzt werden, beispielsweise auch für Probleme mit der individuellen Übung.

In der Regel bilden sich oft noch selbst organisierte Meditationsgemeinschaften.

Nicht nur die Hilfesuchenden sind in dieses Halt gebende Perlennetz eingebettet, es bedeutet auch für die Therapeuten eine große Hilfe: Sie können sich als Teil eines heilsamen Prozesses erleben, in dem sie zwar weiterhin eine große Verantwortung behalten und auf den sie in ihrer Vorbildfunktion auch prägend einwirken, doch gleichzeitig eröffnet dieses Setting ihnen mehr Entlastung und daher auch mehr Spielräume für ihre eigene Kreativität. Allen Beteiligten wird schnell deutlich, dass sie sich hier auf einem gemeinsamen Weg befinden.

Spezielle Empfehlungen für Therapeuten

Abschließend sollen noch ein paar Kriterien speziell für Therapeuten und für die therapeutische Herangehensweise angesprochen werden:

In der Buddhistischen Psychotherapie existiert die klare Vorstellung, dass wir *alle* betroffen sind – auch die Therapeuten. Wenn wir akut leiden, besteht zwar ein noch dringenderer Handlungsbedarf, doch auch wenn es uns momentan recht gut geht oder gut zu gehen scheint, haben wir ebenfalls einen Weg vor uns, den wir für unsere persönliche Weiterentwicklung nutzen sollten. Aus dieser Sicht sind wir alle unterwegs und haben auch alle immer wieder aufs Neue Probleme. Daher ist es wichtig, Geduld und Respekt für andere zu bewahren. Als buddhistische Behandler mögen wir vielleicht über etwas mehr Zugang zu unseren spirituellen Ressourcen als viele unserer Mitmenschen verfügen, doch das ist kein Anlass für irgendwelche Überlegenheitsgefühle; daraus erwächst eher eine Verantwortung und Fürsorgepflicht, mit anderen fühlenden Wesen ein Stück des Weges zu beschreiten.

Wenn wir mit Menschen umgehen, deren Geist deutlich eingetrübt ist, wird es sehr ratsam sein, stets zu realisieren, dass jeder Mensch die Veranlagung zur Befreiung in sich trägt, die Buddha-Natur, und damit auch einen Inneren Edlen Kern besitzt. Dieses Wissen erhält unseren grundlegenden Respekt vor unseren Mitmenschen selbst dann aufrecht, wenn sie sich in tiefer Verstrickung befinden und sich mit eingetrübtem Geist unheilsam sich selbst, anderen und auch uns gegenüber verhalten.

Wenn Hilfesuchende zum Therapeuten kommen und ihre Situation schildern, dann fragen sie, nachdem sie ihre Situation geschildert haben, in der Regel früher oder später, was sie denn am besten jetzt tun sollten. Die bekannte therapeutische Antwort lautet dann natürlich fast immer: „Ja, was wollen *Sie* denn gerne tun?“ Oft macht es tatsächlich Sinn, mit solch einer Gegenfrage zu antworten und damit die Fähigkeit zur Introspektion anzuregen. Oft macht der Therapeut es sich damit aber etwas zu leicht, denn es gibt auch Situationen, in denen es wichtig ist, Ziele vorzuschlagen, Strategien anzubieten, von bisherigen Vorgehensweisen abzuraten und Empfehlungen für Handlungsalternativen zu geben. Das ist nicht ganz unproblematisch, denn der Therapeut kann durch seine Position und natürliche Autorität rasch in die Rolle des Lehrers oder Guru geraten, von der Möglichkeit der Übertragung einmal ganz abgesehen. Andererseits ist damit implizit aber auch die Aufforderung an den Therapeuten verbunden, selbst in die Verantwortung hineinzugehen und sich ein Wissen anzueignen, das nicht nur für sich selbst genutzt werden sollte, sondern auch an andere weiterzugeben ist. Das geschieht, indem wir anderen empfehlen, lange erprobte und bewährte Methoden doch einmal im Selbstversuch auszuprobieren.

Die Rolle des Mitgefühls

Am Anfang dieses Abschnittes soll eine kleine Übung stehen, mit deren Hilfe Sie lernen können, Ihr Mitgefühl immer weiter auszudehnen, bis es schließlich alle fühlenden Wesen einschließt.

- Setzen Sie sich aufrecht und dabei bequem hin, lassen Sie die Schultern fallen, entspannen Sie Ihre Gesichtsmuskeln und kommen Sie etwas zur Ruhe.
- Stellen Sie sich nun einen Ihnen nahestehenden und sehr lieben Menschen vor, der ein wohliges Gefühl in Ihnen auszulösen vermag. Im nächsten Schritt erwecken Sie Ihr Mitgefühl für diese Person und achten darauf, wie Sie Ihre eigenen Grenzen dabei wahrnehmen und auch wahren.
- Danach wenden Sie sich in Gedanken Menschen zu, die Ihnen weniger nahestehen, halten aber ihr Mitgefühl aufrecht, und gehen dann Schritt für Schritt immer weiter, bis Sie auch Menschen, die Sie nicht mögen, und schließlich auch ganz fremde Menschen in Ihr Mitgefühl einbeziehen.
- Am Ende sind alle fühlenden Wesen in Ihr Mitgefühl eingeschlossen.

Eine erweiterte Version dieser Übung zum Ausdehnen des Mitgefühls können Sie mit der Übung 9 „Unser Mitgefühl" praktizieren.

Das Thema Mitgefühl ist für jeden Therapeuten von ganz besonderer Wichtigkeit. Da es sich dabei um ein recht multidimensionales Geschehen handelt, kann man es sehr unterschiedlich für sich annehmen. Auch in der Kommunikationstheorie gibt es natürlich viele Techniken aus der Psychologie, bei denen es darum geht, Mitgefühl über die Kommunikation zu erzeugen. Das sind aber eher technische Überlegungen.

Aus buddhistischer Sicht ist Mitgefühl eine der beiden Erleuchtungsqualitäten: Durch *Mitgefühl* in Verbindung mit *Weisheit* können wir in die Befreiung treten. Wenn wir nur mitfühlend sind, kann uns manchmal die Weisheit fehlen, und wenn wir nur weise sind, kann es uns manchmal an Mitgefühl mangeln. Beide zusammen sind wie die beiden Flügel eines Vogels.

Die buddhistische Lehre zeichnet sich durch ihren holistischen Charakter aus: Auch im Kleinen, im Detail, finden wir das Große, den gesamten Überbau. Entsprechend ist auch Mitgefühl mit vielen anderen buddhistischen Schlüsselbegriffen verbunden, wie mit der wechselseitigen Abhängigkeit, mit der Leerheit, mit dem fehlenden Ich-Kern, und verweist auf die untrennbare Vernetzung von allem. Für Buddhisten ist Mitgefühl nicht nur ein Gefühl, sondern mehr noch ein Bewusstseinszustand. Das entspricht dem Verständnis, dass da eine innere Verbindung besteht, dass ich so bin, weil du so bist, und du so bist, weil ich so bin. Es hat auch damit zu tun, dass das, was ich jetzt bin, deshalb zustande kommt, weil unendlich viele Faktoren dafür zusammengekommen sind.

Zu realisieren, dass es keine Trennung zwischen Ich und anderen gibt, ist demnach auch ein Aspekt des Mitgefühls. Deswegen können sich Buddhisten zum Beispiel auch vor Altären und vor Buddhastatuen niederwerfen. Dabei handelt es sich nämlich nicht in erster Linie um eine Geste der Demut oder gar der Unterwerfung, sondern um eine Geste im Verständnis der untrennbaren Verbundenheit aller Objekte und aller Wesen. In der Niederwerfung ehre ich den Buddha im Gegenüber, in mir selbst und in allen anderen fühlenden Wesen. Auf dieser Basis kann sich Mitgefühl dann von selbst entfalten.

Als Therapeuten werden Sie sich nun vielleicht fragen, wie Sie in der Buddhistischen Psychotherapie praktisch damit arbeiten, welche Rolle Mitgefühl im Rahmen der psychotherapeutischen Arbeit spielt, welche Haltung der Therapeut einnimmt und wie er Mitgefühl konkret umsetzt.

Zunächst einmal ist es sehr wichtig, Mitgefühl klar von *Mitleid* zu unterscheiden. Wenn wir mitleiden, können wir anderen weniger gut helfen, weil wir uns dann leicht in das Leiden des anderen verstricken. In der Therapie gehört es denn auch zur professionellen Überlebensstrategie des Therapeuten, mitfühlend, aber nicht mitleidig zu sein. Dieser Punkt hat sehr viel mit Grenzen, mit Bewusstsein, mit Achtsamkeit zu tun. Deshalb müssen wir uns gerade als Therapeuten regelmäßig in Mitgefühl üben.

Die therapeutische Haltung des Mitgefühls kann in verschiedenen Phasen unterschiedliche Formen annehmen. In der Anfangsphase drückt Mitgefühl sich vielleicht einfach darin aus, dass wir auf einer universellen Ebene einsteigen, dass wir schon gleich zu Beginn der Therapie vermitteln: Das, was du mir da schilderst, ist gar nicht deine persönliche Verrücktheit oder dein Fehler oder dergleichen, sondern das ist allgemein menschlich. Du hast eine normale menschliche Reaktion. Das wird von Hilfesuchenden als sehr mitfühlend empfunden, als sehr verstehend erlebt, obwohl ich als Therapeut vielleicht noch gar nichts von den genauen persönlichen Zusammenhängen verstanden habe. Weil ich aber das universelle Grundprinzip verstehe, spürt jeder das Mitgefühl, das darin enthalten ist.

Genau das kann für den Hilfesuchenden oft schon eine sehr große Erleichterung bedeuten, denn die allermeisten Menschen empfinden den Gedanken, einen Therapeuten aufsuchen zu müssen, insgeheim immer noch als Kränkung, als Herabsetzung oder als Beweis für ihr Scheitern. Es ist möglich, diese Gedankenkette durch Mitgefühl zu entschärfen und dem Hilfesuchenden zu zeigen: Es ist nicht dein Fehler, du erlebst eine normale menschliche Reaktion. Daraus kannst du viel lernen, wenn wir den Weg zusammen gehen.

Empathie ist wichtig

Empathie, das Einfühlungsvermögen in andere, steht nicht nur in enger Verbindung zu Mitgefühl, sondern ist auch von ähnlicher Wichtigkeit wie dieses. Wir können als Therapeuten immer wieder vor ziemlich heikle Situationen gestellt werden, die einen sehr einfühlsamen Umgang mit dem betreffenden Menschen und der jeweiligen Situation verlangen. Wie gehe ich als Therapeut beispielsweise damit um, wenn jemand ein extremes Selbstwertproblem hat?

Für jemanden, der Probleme mit sich und seinem Selbstwert hat, kann gerade das Achtsamkeitstraining ein weiteres Problem bedeuten, da wir dadurch tiefer in uns hineinblicken und mehr in uns hineinhorchen. Deswegen ist es beim ersten Schritt auch so wichtig, Arbeit am Fundament zu leisten und erst einmal die Grundlagen zu stabilisieren. Auch die Existenz des Inneren Edlen Kerns hilft hier ungemein.

Früher verlief Therapie eher nach dem Motto, einfach alles herauszulassen. Wo ist die Misshandlung, wo liegt das Trauma? Einfach hineinspringen und alles herauslassen, da muss man eben durch. Dieses Vorgehen hat sich grundlegend geändert. Wir wissen nun: Alles, was wir wiederholen, wird sich festigen, auch das Unheilsame. Das ist der Grund dafür, weshalb in der Therapie als Erstes das Fundament gefestigt wird. Wenn jemand sehr unsicher ist, dann ist es zum Beispiel wichtig, diejenigen Aspekte zu entdecken, bei denen Sicherheiten entstehen, und diese dann zu fördern, damit erste Erfolgserlebnisse erfahrbar werden. Nach diesem Muster der buddhistischen Philosophie, das übrigens mit dem Muster der neurowissenschaftlichen Veranlagungslehre übereinstimmt, tragen wir alle heilsame Keime in uns. Wir müssen sie manchmal einfach stärker kultivieren, sie immer wieder bewässern und auch ein wenig an ihnen nachbessern.

Das ist die gute Botschaft: dass genau das möglich ist und dass die Menschen dafür nichts Neues zu lernen brauchen, sondern etwas kultivieren müssen, das bereits in jedem von uns vorhanden ist. So kann der Einstieg in die Therapie sich in etwa gestalten. Ich würde auch niemanden, der Selbstwertprobleme hat, gleich mit der buddhistischen Lehre der Ichlosigkeit und Leerheit konfrontieren, also mit der Illusion des Ego. Das wäre eine völlige Überforderung – ebenso wie man einem Bettler am Straßenrand nicht unbedingt vermitteln wollte, dass Geld ohnehin eine Illusion sei und man sich davon frei machen müsse. Einem Reichen könnte man das schon wesentlich besser sagen.

Die Darlegung der reinen buddhistischen Lehre in Gruppenunterweisungen der BPT kann manchmal eine gewisse Problematik mit sich bringen, wenn es etwa um Unterweisungen über die Ichlosigkeit geht. Hier sollte man als Therapeut schon ein besonderes Einfühlungsvermögen besitzen und ganz genau hinschauen, wen man da jeweils vor sich hat, wer da zuhört und wie es aufgefasst werden könnte.

Ausblick

Für unsere eigene geistige Weiterentwicklung und den heilsamen Einfluss, den wir auch auf andere ausüben wollen, finden wir in der Buddhistischen Psychotherapie BPT eine Kombination aus den westlichen Geistes- und Naturwissenschaften und der alten buddhistischen Geistesschulung, die wir auch als eine Form der „Therapie“ verstehen und anwenden können. Aber kann denn eine derart antike asiatische Methode mit unserem modernen Leben im 21. Jahrhundert überhaupt kompatibel sein? Liegen diese beiden Welten nicht gar zu weit auseinander?

Hier lautet unsere Grundthese: Der Buddhismus hat einen internationalen und universellen Charakter und kann deshalb als kulturübergreifend und zeitlos bezeichnet werden. Man könnte in diesem Zusammenhang fast von einer Art positiver Globalisierung sprechen, denn durch das Näherrücken von unterschiedlichen Kulturen ist die Möglichkeit gegeben, große Potentiale zu erschließen. Unser westliches Gesundheitswesen und auch die westliche Psychotherapie können von einer tiefgründigen Innovation durch Elemente aus anderen Kulturen nur profitieren. Viele Möglichkeiten und Methoden zur Integration meditativer Ansätze finden derzeit beispielsweise Eingang in die psychotherapeutische Praxis, hier vollzieht sich gerade eine bemerkenswerte Öffnung.

In diesem Kontext ist der Buddhismus in erster Linie nicht als eine Religion und auch nicht als eine Philosophie zu verstehen, sondern als eine Wissenschaft des Geistes mit einem sehr gut erprobten praktischen Übungsrepertoire. Die Verbindung aus altbewährten und gleichzeitig zukunftsorientierten Denk- und Handlungsansätzen eröffnet vielversprechende Perspektiven. Die Art der Probleme und der persönliche Hintergrund der Hilfesuchenden sind dabei nicht entscheidend, sondern es geht vor allem um die individuelle Motivation. Von daher sind praktisch alle interessierten Menschen in der BPT willkommen.

Es soll auch noch einmal darauf hingewiesen werden, dass die buddhistischen Lehren als holistisch zu betrachten sind: In jedem Detail ist bereits alles enthalten. Lassen Sie sich also nicht verwirren von den vielen Details, denn in erster Linie sollten die Lehren dazu dienen, dass wir uns befreien und nicht zusätzlich belasten. Darum geht es, und dafür müssen wir nicht zu Dharma-Experten werden. Buddha hat dafür das Bild verwendet, dass wir ein Floß brauchen, um über den Fluss ans andere Ufer zu kommen, doch deshalb müssen wir ja nicht gleich zu Experten im Floßbau werden. Viel entscheidender ist, das Ziel nicht aus den Augen zu verlieren und es immer wieder zu fokussieren: Wohin soll die Reise gehen? Wo liegt das andere Ufer?

Ein Ziel dürfte für jeden Menschen gleich sein: Wir wollen nicht leiden, wir wollen glücklich sein. Dieses Ziel führt zu bestimmten Prioritäten, auf die wir uns immer wieder aufs Neue zurückbesinnen müssen. Dafür können wir die Hilfestellungen nutzen, die eine Integration aus Buddhismus und Psychotherapie uns bietet.

Der Autor

Dr. Matthias Ennenbach arbeitet seit über 20 Jahren in klinischen Kontexten, eigener Praxis sowie als Seminarleiter und Ausbilder für Buddhistische Psychotherapie. Neben einem Abschluss als Diplom-Psychologe, psychotherapeutischen Fachausbildungen zum approbierten Psychologischen Psychotherapeuten und der Promotion an der Medizinischen Fakultät der Universität München ist der Autor langjährig praktizierender Buddhist. Seine buddhistische Ausbildung basiert auf Seminaren, Unterweisungen, Konferenzen, Meditationsretreats, Lektüre, Tempelbesuchen und Teilnahme an buddhistischen Zeremonien in Asien und Deutschland. In seiner therapeutischen Arbeit war es ihm möglich, die östlich-buddhistische und die westlich-psychotherapeutische Behandlungsform zu einer heilsamen und erfolgreichen Praxismethode zu integrieren.

Weitere Informationen (Seminar- und Vortragstermine, Literatur, Konzepte, Kontakte etc.) zur Buddhistischen Psychotherapie BPT können abgerufen werden unter: www.BuddhistischePsychotherapie.de

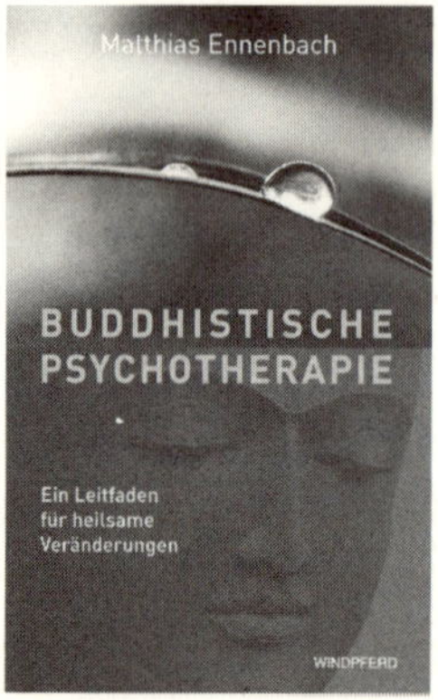

Matthias Ennenbach

Buddhistische Psychotherapie

Ein Leitfaden für heilsame Veränderungen

Dieses Buch stellt eine heilsame und mittlerweile gut erprobte Integration buddhistischer und psychotherapeutischer Behandlungsweisen vor. Es ist aus der Praxis heraus entstanden und beschreibt sowohl Techniken aus den unterschiedlichsten modernen Therapieformen als auch bekannte und darüber hinaus bislang weitgehend unbekannte buddhistische Übungen. Dazu vermittelt es konkrete Erkenntnisse und Methoden zum Überwinden von vermeidbarem und zur schnelleren Bewältigung von unvermeidbarem Leiden. Dieses Buch ist für Menschen gedacht, die psychotherapeutisch oder beratend tätig sind, aber auch für alle anderen, die sich für Psychotherapie, Buddhismus oder ganz allgemein für das menschliche Funktionieren und Weiterentwickeln interessieren.

472 Seiten · ISBN 978-3-89385-639-8

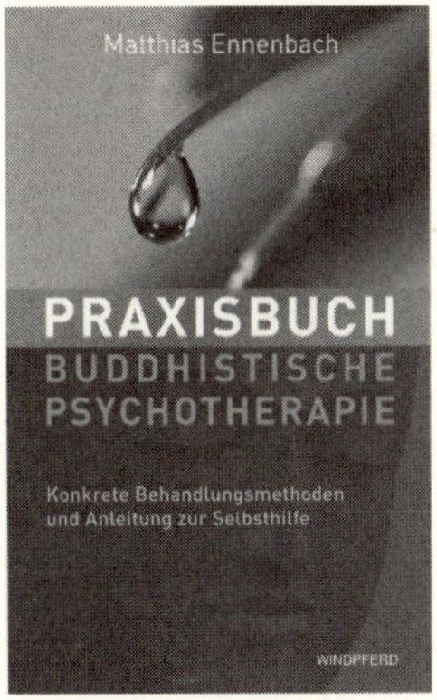

Matthias Ennenbach

Praxisbuch Buddhistische Psychotherapie

Konkrete Behandlungsmethoden und Anleitung zur Selbsthilfe

Dr. Matthias Ennenbach gibt vielfältige und sehr konkrete Erfahrungen wider, die er in langen Jahren der buddhistischen Psychotherapie-Praxis gesammelt hat. Anschaulich und gut nachvollziehbar wird aufgezeigt, wie Menschen ihre schmerzlichen Probleme mithilfe der Buddhistischen Psychotherapie überwinden konnten. Dazu gehören konkrete Behandlungsmethoden für Ängste, Reizbarkeit, Depressionen, Trauer, Burnout, Süchte, Schmerzen, Schlafstörungen, psychosomatische Beschwerden, Essstörungen, spirituelle Krisen, Persönlichkeitsstörungen, Partnerschaftsprobleme, Co-Abhängigkeiten, Mobbing, Traumatisierungen, Isolation, Arbeitslosigkeit, Verlust und Tod und vieles mehr. Dieses Buch bietet erstmals die Möglichkeit, den therapeutischen Prozess innerhalb der Buddhistischen Psychotherapie BPT Schritt für Schritt nachzuvollziehen und als Anleitung zur Selbsthilfe und zur professionellen Begleitung und Behandlung Hilfesuchender einzusetzen.

584 Seiten · ISBN 978-3-86410-020-8